序文

　歯科衛生士法が制定されてから、いくつかの改正を経て、予防処置、診療補助、歯科保健指導が歯科衛生士の主な業務であることが、周知されてきました。本来は、外来通院の患者に対する内容が中心でしたが、高齢社会の到来や医療技術の進歩も関連して、障害のある患者さんや要介護高齢者の受診も増えてきました。

　さらに歯科口腔保健法では、乳幼児期から高齢期までのそれぞれの時期における口腔とその機能の状態及び歯科疾患の特性に応じて、適切かつ効果的に歯科口腔保健を推進することが唱えられ、障害者や介護を必要とする高齢者に対する必要な施策を講じることが求められるようになりました。そういう意味で、歯科衛生士養成校では、障害者歯科に関する科目が設置され、障害者の方々の口腔の健康を支援し、管理する基礎知識と技術を教授されることが求められています。

　この教科書では、臨床の現場で活躍している歯科衛生士の業務内容と国家試験の出題傾向をみながら、健康面だけでなく障害者福祉の制度や用語についても改めて編集を行い、これからの歯科衛生士として理解しておくべき内容を中心に、また歯科衛生士の資格を取得した後も必要に応じて、再度読み直して役にたつことを念頭におきながら編集いたしました。

　近年は、歯科診療所だけでなく、障害者施設や高齢者施設のほか、いろいろな体制の病院において、歯科衛生士として活躍している方々も増えてきました。その業務範囲も、予防処置や診療補助、歯科保健指導にとどまらず、他職種との連携調整、摂食機能療法などのリハビリテーションに従事している場合も多くなってきています。現在は健康体で過ごしている方々も、病気などで障害を有する可能性もあります。自分たちも含めて、社会全体が障害者の歯科診療や歯科保健に対して支援できる体制を構築できる知識を得られるよう、実際に臨床現場で活躍している方々に執筆をお願いしました。

　この第3版は、第2版までの基本的な編集方針を引き継ぎつつ、新たな情報をもとに臨床にも役立てるように無駄なく記載いただきました。歯科衛生士養成校の学生にとっても理解しやすく読みやすい内容としました。

　末筆になりましたが、ご多忙中にも関わらずご執筆頂きました各著者に感謝申し上げるとともに、編集の労をお取りいただいた永末書店の編集部の皆様にお礼申し上げます。

2022年2月

編集主幹　柿木　保明

野本たかと

梶　美奈子

目次

第1章　障害と社会福祉

1. 障害の概念と分類 2
2. ノーマライゼーション 3
3. わが国の障害者福祉 3
4. WHO の障害者の定義 4
5. 障害者の医療制度 5
障害者歯科の現場から 6

第2章　地域医療と障害者歯科

1. 障害者歯科医療の概念 10
2. 地域で診る障害者の歯科医療 11

第3章　歯科衛生士と障害者歯科

1. 障害者歯科と歯科衛生士のかかわり 14
　①障害者歯科の歯科衛生士の役割　14／②一般歯科医院の場合　15／
　③口腔保健センターの場合　16／④大学病院の場合　17／⑤病院歯科の場合　18
障害者歯科の現場から 19

第4章　障害の分類と特徴

1. 障害の分類 24
　①身体障害　24／②知的能力障害　26／③精神障害　26／
　④神経発達症　27／⑤高次脳機能障害　27／⑥難病（特定疾患）　27
2. 知的能力障害と口腔の特徴 28
　①原因　29／②心理と行動　29／③知的能力障害のある人の歯科的特徴　30／
　④歯科での対応　31／⑤知的能力障害を併発する障害　31
3. 身体障害と口腔の特徴 34
　①身体障害のいろいろ　34／②身体障害の原因　34
4. 身体障害を呈する疾患と口腔 38
　①脳性麻痺　38／②筋ジストロフィー　41／③その他の肢体不自由　42／
　④重症心身障害　43／⑤感覚器障害　44／⑥内部障害　46／⑦口腔・顔面の奇形　48
5. 精神障害と口腔所見 51
　①統合失調症　51／②うつ病と双極性障害　52／③認知症　52／
　④神経発達症（発達障害）　54
6. 高次脳機能障害 57
　①高次脳機能障害の原因と症状　57／②注意障害　58／③記憶障害　58／
　④遂行機能障害　58／⑤行動と感情の障害　58／⑥半側空間無視　59／⑦失語症　59
7. 難病 60
　①難病の定義　60／②口腔に症状のある難病　61

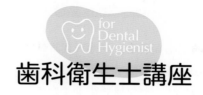

歯科衛生士講座

障害者歯科学

第3版

編集主幹

柿木保明

野本たかと

梶　美奈子

編　集

一戸達也

白川哲夫

關田俊介

筒井　睦

弘中祥司

八若保孝

永末書店

著者一覧

石井里加子　一般社団法人 日本障害者歯科学会 理事・代議員

一戸　達也　東京歯科大学 副学長、歯科麻酔学講座 教授

井上　治子　神戸常盤大学短期大学部 口腔保健学科 非常勤講師

岩瀬　陽子　朝日大学歯学部 口腔病態医療学講座 障害者歯科学分野 講師

岩沼　智美　東京都立心身障害者口腔保健センター 歯科衛生士長

遠藤　眞美　日本大学松戸歯学部 障害者歯科学講座 専任講師

大島　邦子　新潟大学医歯学総合病院 小児歯科障がい者歯科 病院准教授

岡田　芳幸　広島大学病院 障害者歯科 教授

緒方　克也　社会福祉法人 JOY 明日への息吹 理事長

小野　圭昭　大阪歯科大学歯学部 障がい者歯科 教授

柿木　保明　九州歯科大学 名誉教授

梶　美奈子　北海道医療大学病院 歯科衛生士長

久保田智彦　社会福祉法人若楠 療育医療センター 若楠療育園 歯科部長

玄　　景華　朝日大学歯学部 口腔病態医療学講座 障害者歯科学分野 教授

小松　知子　神奈川歯科大学歯学部 全身管理歯科学講座 障害者歯科学分野 准教授

地主　知世　日本大学松戸歯学部 障害者歯科学講座 専修医

白川　哲夫　日本大学歯学部 小児歯科学講座 教授

關田　俊介　鶴見大学短期大学部 歯科衛生科 特別講師

筒井　　睦　九州看護福祉大学看護福祉学部 口腔保健学科 教授

寺田ハルカ　医療法人発達歯科会 おがた小児歯科医院 歯科衛生士

名和　弘幸　愛知学院大学歯学部 小児歯科学講座 特殊診療科教授

西﨑　智子　社会福祉法人 JOY 明日への息吹 児童発達支援センター joy ひこばえ 副施設長

二宮　静香　医療法人博仁会 福岡リハビリテーション病院歯科 歯科衛生士長

野本たかと　日本大学松戸歯学部 障害者歯科学講座 教授

弘中　祥司　昭和大学歯学部 スペシャルニーズ口腔医学講座口腔衛生学部門 教授

宮内　知美　国際医療福祉大学成田病院 歯科口腔外科 歯科衛生士

村上　旬平　大阪大学歯学部附属病院 障害者歯科治療部 講師

谷地　美貴　宮城県立こども病院 診療支援部

八若　保孝　北海道大学大学院歯学研究院 口腔機能学分野小児・障害者歯科学教室 教授

由利　啓子　日本歯科大学附属病院歯科衛生士室 スペシャルニーズ歯科センター

淀川　尚子　九州看護福祉大学看護福祉学部 口腔保健学科 准教授

（五十音順）

イラスト協力

田邊由衣子　医療法人新生会 うりわり歯科診療所

　8．その他の障害 ……………………………………………………………………… 64
　　①脳・神経疾患：てんかん　64／②心因性疾患：摂食障害　65／
　　③廃用症候群　66
　障害者歯科の現場から ……………………………………………………………… 68

第5章　障害者歯科の診療補助

　1．初診時の対応 ……………………………………………………………………… 72
　　①医療面接でわかること　72／②診療計画と歯科衛生士の役割　73／
　　③障害についての把握　74
　2．再診時の対応 ……………………………………………………………………… 75
　　①治療前の準備　75／②治療の手順　76
　3．診療補助に必要な配慮 …………………………………………………………… 80
　　①知的能力障害者、自閉スペクトラム症者、脳性麻痺者における歯科診療補助の配慮点　80／
　　②脳卒中後遺症患者の診療補助に必要な配慮　82／③トレーニングでの診療補助と術式　83
　4．薬物を用いた行動調整時の診療補助 …………………………………………… 87
　　①笑気吸入鎮静法の診療補助　87／②静脈内鎮静法での診療補助　88／③全身麻酔の診療補助　90

第6章　歯科衛生士と医療安全

　1．全身管理が必要な障害者 ………………………………………………………… 94
　　①全身管理の意味とリスクマネジメント　94／②障害別の全身管理　94
　2．全身管理の基本知識 ……………………………………………………………… 96
　　①術前のリスク評価　96／②術中の呼吸の見方　98／③術中の循環の見方　98
　3．全身管理の実際 …………………………………………………………………… 101
　　①緊急時のバイタルサインの確認　101／②緊急時の管理記録　102／③救急処置の準備　102
　4．全身症状への対応 ………………………………………………………………… 105
　　①てんかん発作　105／②呼吸不全　106／③心筋虚血　107／④脳卒中　107／
　　⑤窒息と誤飲・誤嚥　109
　5．感染予防 …………………………………………………………………………… 110
　　①標準予防策（スタンダードプレコーション）　110／②歯科における感染経路と対策　110
　　③障害者の感染予防　111

第7章　コミュニケーションの確立と行動調整

　1．コミュニケーションと行動調整法 ……………………………………………… 114
　　①コミュニケーションの確立　114／②基本的な行動調整　115／③構造化と視覚支援　118／
　　④特別な行動調整　119
　障害者歯科の現場から ……………………………………………………………… 123

第8章　障害者への歯科保健指導と管理

1. 障害者の口腔ケアと健康管理 ……………………………………………………………… 126
　①口腔ケアの基本的な考え方　126 ／②口腔ケアの特殊性　128 ／
　③口腔ケアの支援システム　130
2. 障害者へのブラッシング指導 ……………………………………………………………… 134
　①知的能力障害者のブラッシング　134 ／②自閉スペクトラム症者のブラッシング　136 ／
　③脳性麻痺者のブラッシング　138 ／④視覚障害者のブラッシング　140 ／
　⑤認知症のブラッシング　140
3. 障害者の健康支援と継続管理 ……………………………………………………………… 141
　①障害別の管理の要点　141 ／②障害者歯科と歯科衛生過程　144 ／歯科衛生過程　145
4. 特別支援学校での歯科指導 ………………………………………………………………… 151
5. 障害者施設での歯科管理 …………………………………………………………………… 152
　①障害者施設での歯科衛生士の役割　152 ／②障害者施設での指導　152

第9章　障害者への機能訓練

1. 摂食機能療法（摂食嚥下リハビリテーション） ……………………………………… 156
　①摂食嚥下の5期モデル　156 ／②摂食機能の発達　157 ／③摂食機能障害　158 ／
　④摂食機能の検査　158 ／⑤摂食機能療法　159
2. ことばの障害と機能訓練 …………………………………………………………………… 164
　①ことばの役割　164 ／②いろいろなことばの障害と機能訓練　165
障害者歯科の現場から ……………………………………………………………………………… 168

第10章　障害者歯科の予防処置

1. う蝕の予防 …………………………………………………………………………………… 172
　①障害とう蝕の関係　172 ／②う蝕予防の重要性　172 ／③う蝕の予防　173
2. 歯周病の予防 ………………………………………………………………………………… 177
　①障害児者の歯周病の現状　177 ／②歯周病予防の重要性　178 ／③歯周病の予防　179

第11章　医療連携と福祉との連携

1. 医療連携と連携医療 ………………………………………………………………………… 184
　①医療連携　184 ／②連携医療　184 ／③障害者関連の他職種　185
2. 他の機関への依頼、紹介状、訪問診療 ………………………………………………… 186
3. 障害福祉サービス事業所と歯科衛生士 ………………………………………………… 187
　①歯科医療機関への受診と障害福祉サービス利用　188 ／
　②障害福祉サービス事業所との連携　189

索引 ……………………………………………………………………………………………… 191

第1章
━ 障害と社会福祉 ━

1. 障害の概念と分類
2. ノーマライゼーション
3. わが国の障害者福祉
4. WHO の障害者の定義
5. 障害者の医療制度

障害者歯科の現場から

・知的能力障害者は健康をどう捉えているか
・「きれい」の意味を踏まえた歯磨きはいつからできるのか

1

1 障害の概念と分類

おぼえよう

①障害者の定義を記した法律は、障害者基本法である。

②障害は、身体障害、知的障害、精神障害、その他の心身の機能障害に分類されている。

わが国の障害者の定義は、障害者基本法の第二条に、以下のように書かれている。障害者を理解するためには、まずこの定義を理解することから始まる。

「障害者：身体障害、知的障害、精神障害（発達障害を含む）その他の心身の機能の障害（以下「障害」と総称する）がある者であって、障害および社会的障壁により継続的に日常生活又は社会生活に相当な制限を受ける状態にあるものをいう。」（第二条第一号）

「社会的障壁：障害がある者にとって日常生活又は社会生活を営む上で障壁となるような社会における事物、制度、慣行、観念その他一切のものをいう。」（第二条第二号）

さらに、各障害の程度は以下のように分類されている。

①身体障害は表1のように分類され、それぞれ障害程度等級（最重度の1級から軽度の7級まで）が与えられ、該当者には申請によって身体障害者手帳が交付されている。

②知的障害は、精神年齢（IQ など）によって重度 A から軽度 B に分けられ、申請によって療育手帳（東京都では「愛の手帳」と呼ぶ）が交付される。

③精神障害は、表2の精神疾患や発達障害が含まれ、診断によって重度の1級から軽度の3級までに分類され、申請によって精神障害保健福祉手帳（手帳の表記は「障害者手帳」）が交付される。

④その他の心身の機能の障害とは、高次脳機能障害や難病を指している。

障害者基本法

社会的障壁

身体障害者手帳

療育手帳
→ p.142 MEMO 「療育手帳とは」参照。

精神障害保健福祉手帳

表 1　身体障害の分類

種別	視覚障害	聴覚または平衡機能障害		音声機能、言語機能または咀嚼機能の障害	肢体不自由				
		聴覚障害	平衡機能障害		上肢	下肢	体幹	乳幼児期以前の非進行性の脳病変による運動機能障害	
								上肢機能	移動機能
種別	心臓、腎臓もしくは呼吸器または膀胱もしくは直腸もしくは小腸もしくはヒト免疫不全ウイルスによる免疫機能の障害								
	心臓機能障害	腎臓機能障害	呼吸器機能障害	膀胱または直腸機能障害	小腸機能障害		ヒト免疫不全ウイルスによる免疫機能の障害		

表2　精神障害の分類

疾患	精神疾患				中毒精神病						その他の精神疾患
					嗜好品	有機溶剤	医薬品				
	統合失調症	躁うつ病	非定型精神病	てんかん	アルコール	産業化合物	麻薬	覚醒剤	コカイン	向精神薬	食行動異常・発達障害その他

2　ノーマライゼーション（normalization）

おぼえよう

① ノーマライゼーションは、デンマークのバンク・ミケルセンが提唱した。

② ノーマライゼーションとは、障害のある人たちに、障害のない人たちと同じ生活条件をつくり出すことである。

1950年代にデンマークの社会運動家バンク・ミケルセン（Bank-Mikkelsen）が提唱した運動である。定義は、「障害のある人たちに、障害のない人たちと同じ生活条件をつくり出すこと。障害がある人を障害のない人と同じノーマルにすることではなく、人々が普通に生活している条件が障害者に対しノーマルであるようにすること。自分が障害者になったときにしてほしいことをすること」としている。

これは「障害者・高齢者」を区別して生活するのではなくて、健常者と一緒に自然に共生できるような社会基盤を整えていこうとする実践的な福祉思想であり、「隔離施設でのサービスから地域社会での共生へ」が一つの中心理念となっている。この思想は、北欧からアメリカにわたり全世界に広がった。近年、日本もこの考え方に沿った福祉政策を展開している。

ノーマライゼーション
バンク・ミケルセン

3　わが国の障害者福祉

わが国の障害者福祉は、第二次世界大戦の終結後に徐々に整えられた。1947（昭和22）年の児童福祉法をはじめとして、身体障害者福祉法、精神衛生法、社会福祉事業法、精神薄弱者福祉法などが制定され、1970（昭和45）年に心身障害者対策基本法が交付された。このような法律の整備に伴い、障害者への福祉サービスの提供や社会保障が進められた。そして、1993（平成5）年12月3日に心身障害者対策基本法を障害者基本法と改訂して施行され、12月3

日からの1週間を「障害者週間」と位置づけ、毎年12月9日を「障害者の日」と定めた。この法律はさらに改訂され、2011（平成23）年の改正で次のような共生の理念と差別の禁止が明示され、今日の障害者福祉の基本的な考え方となっている。

「全ての国民が、障害の有無によって分け隔てられることなく、相互に人格と個性を尊重し合いながら共生する社会を実現するため、障害者の自立及び社会参加の支援等のための施策に関し、基本原則を定め……」（第一条・目的）

「全て障害者は、社会を構成する一員として社会、経済、文化その他あらゆる分野の活動に参加する機会が確保されること。全て障害者は、可能な限り、どこで誰と生活するかについての選択の機会が確保され、地域社会において他の人々と共生することを妨げられないこと。（略）」（第三条・地域社会における共生等）

「何人も、障害者に対して、障害を理由として、差別することその他の権利利益を侵害する行為をしてはならない。」（第四条・差別の禁止）

これらの法律に加えて、2006（平成18）年に障害者の自立を目的とした障害者自立支援法が制定され、身体、知的、精神を一元化した障害者への福祉サービス提供が行われることとなった。この法律は改正を加えられ、2013（平成25）年に障害者総合支援法として施行された。2014（平成26）年には、国連が制定した障害者権利条約を批准し、障害者差別解消法、障害者虐待防止法などといった障害者の人権に配慮した法律が施行された。

このように、わが国の障害者福祉は、障害者を一人の個人として社会が受け入れるという考えで進められているが、依然として一部で差別や人権侵害がみられる。

---

4 WHOの障害者の定義

おぼえよう

①国際生活機能分類は、人間の生活機能と障害について、「心身機能・身体構造」「活動」「参加」の3つの次元、および「環境因子」などの影響を及ぼす因子で構成されている。

世界保健機関（WHO）は、1980（昭和55）年に国際障害分類（ICIDH）において、障害の3つのレベルとして機能障害・能力障害・社会的不利を挙げた。この考え方はわかりやすいものであったが、障害を前提としたマイナス部分を分類する考え方であったため、これをプラスの面を分類する方法に修正した。それが国際生活機能分類─国際障害分類改訂版（International Classification of

（欄外）
障害者週間
障害者の日

障害者総合支援法
障害者権利条約

国際障害分類

国際生活機能分類

Functioning, Disability and Health；ICF）である。ICF 分類の目的は、人間は社会的活動を行うものということを前提として、それを妨げている因子は何かを見つけ、活動のために必要な支援の質と量を見出すことにある。そのために ICF は、人間の生活機能と障害に関して、アルファベットと数字を組み合わせた方式で分類するものであり、人間の生活機能と障害について「心身機能・身体構造」「活動」「参加」の３つの次元、および「環境因子」などの影響を及ぼす因子で構成されている（図1）。

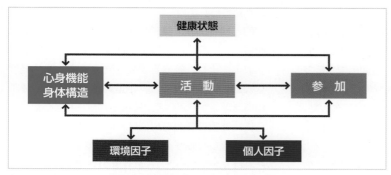

図1　WHO の ICF（国際生活機能分類）の考え方（2001）

5　障害者の医療制度

　障害者の医療制度は原則として一般と変わりはない。つまり、国民健康保険や社会保険の適応により、医療費の３割を支払う。しかし、重度の身体障害者、重度の知的障害者では、都道府県によって定額（およそ500円程度）の月額支払のみという都道府県が多い。また、身体障害のための補装具、身体障害者用の座位保持椅子、口唇・口蓋裂の手術と矯正歯科治療、Down 症候群の矯正歯科治療などは、障害者総合支援法による総合支援医療費として費用の１割の負担のみで可能とされている。つまり、障害者と直接関連する疾患の処置、手術、治療用の装具には、福祉の考えの治療費負担が用意されている。

　歯科医療では、医療保険に歯科診療特別対応加算（旧：障害者加算）が認められており、初診時に診察に協力できない障害者等に、行動療法、行動形成、視覚支援といった手法を用いたとき導入加算が認められ、また、再診時に治療が困難である場合も加算が認められている。さらに、障害者であるため治療が困難な処置に対して50％の加算が認められているが、その分、治療費の患者負担が増すという矛盾も生じている。また、専門性の高い歯科医療機関への紹介や、その逆の紹介にも加算が認められ、障害者を得意とする歯科医療機関だけでなく、地域との連携で障害者の歯科保健を確保する体制がとられている。

歯科診療特別対応加算

（緒方克也）

5

知的能力障害者は健康をどう捉えているか

寺田ハルカ（おがた小児歯科医院 歯科衛生士）

知的能力障害のある障害児者の健康の概念の理解

世界保健機関（WHO）の憲章（1946年）は、健康の定義を「病気がなく、身体的・精神的に良好な状態だけでなく、さらに、社会的にも環境的にも良好な状態である」としています。健康の概念については、通常教育のなかの高等教育の保健体育の教科のなかで初めて学習することがわかりました。このことは、健康の概念獲得には、高等学校以上の能力が必要であることを意味しています。

そこで、神経発達症（発達障害）または軽度の知的能力障害のある特別支援学校高等学園の生徒と、通常の高等学校の生徒を対象に、健康に対する意識の調査を行いました。

調査の方法は、健常者を対象として、表1に示した各カテゴリー別の5つの語句から、健康と関係すると思われる語句を選択するという方法で調査しました。結果は、表2のように、特別支援群は健常群より健康関連語の選択率が有意に低く、特別支援高校生と通常高校生では健康の概念獲得状況に差が認められました。つまり、特別支援群では、身体的と精神的で、健常な生徒に比べて健康の概念をしっかり理解できていなかったということです。

以上により、神経発達症（発達障害）児や軽度な知的能力障害児では、定型発達児に比べて健康の概念形成が停滞していることが示されました。さらに、健康の概念形成にはIQでいうと80程度以上の発達レベルが必要であることを意味しており、それは年齢でいうと16歳程度の発達が必要ということになります。そして、IQ70以下の知的能力障害のある障害児者は健康とは何かを理解しにくく、健康を目的とした保健行動につながりにくいということになります。しかし、健康の概念の理解が乏しくても、保健という健康行動の習慣づけによって、歯科保健の向上を維持できます。歯科衛生士は、このような心理学でいう発達の理論を理解しながら、根拠に基づいた歯科保健の支援を考えなくてはなりません。

表1 設定した質問項目

身体的健康	精神的健康	社会的健康
(1) よくねむれる	(1) 元気がある	(1) いじめられること
(2) ゲームが好き	(2) 気持ちが悪い	(2) 職場の仲間に支えられていること
(3) 運動をする	(3) とてもうれしい	(3) 映画をみること
(4) よく食べる	(4) とても大きい	(4) 仲のいいともだちがいること
(5) 夕焼けがきれい	(5) 笑いたいとき	(5) 学校での生活のこと

（下線は予備調査で高頻度にみられた健康関連語）

表2 特別支援群・通常群間の健康関連語の選択率および平均選択率の比較（各カテゴリー別）

カテゴリー	特別支援群選択率 （n = 84）	通常群選択率 （n = 194）	検定
身体的健康	69.0%（58）	89.2%（173）	***
精神的健康	71.4%（60）	88.1%（171）	***
社会的健康	76.2%（64）	79.4%（154）	N.S.
平均選択率	72.2%	85.6%	**

選択率：χ^2-test, ***$P < 0.001$
平均選択率：Cochran-Armitage-test,
**$P < 0.01$
（ ）内は人数

参考文献

A）寺田ハルカ，丸山たかね 他：精神遅滞児における健康の概念形成について：障歯誌 31 (2)，164-171．2010．

「きれい」の意味を踏まえた歯磨きはいつからできるのか

寺田ハルカ（おがた小児歯科医院 歯科衛生士）

幼児や知的能力障害者は、３つの「きれい」を使い分けているか

歯科衛生士は、歯磨き指導のなかで「きれいに」という言葉をしばしば使います。しかし、「きれい」という言葉にはいくつかの意味があり、その意味を弁別して理解できるのは何歳からかを知ったうえで、「きれい」を指導に用いてほしいと思います。

「きれい」は手を洗う、歯を磨く、髪を洗うなどの細菌学的なきれい（clean）の意味と、「きれいな花」というときの造形・色彩的なきれい（beautiful）、そして「この難しい問題をよくきれいに解いたね」の整理整頓としてのきれい（clear）の３つの意味があります。この３つを弁別するのは、何歳からかを知って歯磨き指導することが大切です。そして、幼児や知的能力障害者については、日常生活でしばしば使うこの３つの「きれい」を使い分けているかを知ったうえで、歯磨き指導をしたいものです。

３つのカテゴリーの「きれい」と無意味な図をおりまぜた９枚の絵カードから、「きれい」を意味するカードを選択するという方法で調査しました。また、各カテゴリー別にも「きれい」を意味するカードを選択できるかを見ました。その結果、３つのカテゴリーの「きれい」を95％以上の通過率で弁別可能な年齢は、７歳から８歳にかけてであることがわかりました。

この結果の意味は、８歳以下の小児や８歳以下の発達の知的能力障害者に「もっときれいに磨きましょう」と言っても、明確に清潔を意味した「きれい」とは理解しておらず、漠然とした「きれい」として捉えているということです。それでは、口腔清掃の効果は期待できません。それでも歯磨きのきっかけとして、「外から帰ったらうがいと手洗いをしよう」と同じように、「食べたら磨こう」や「寝る前には歯を磨きましょう」は、保健行動として意味があります。

このように、８歳以上の精神発達が「きれい」の弁別に必要とされています。つまり、３歳〜６歳未満の精神発達である重度知的能力障害者では「きれい」の言葉の正確な意味は理解できないことになります。「きれいに磨こう」といっても、その意味がイメージできていないということです。その結果、清潔を意識した歯磨きでなく、きわめて儀式的な歯磨きになってしまい、歯垢の除去効果の少ない、あるいは限定された場所のみの歯磨きになっているという理由です。そのようなことを知って、つまりEBM（evidence based medicine）に基づいた障害者の刷掃指導を行うことが大切です。

ところで、きれいにはもう一つの意味があります。それは、「あの人の心はきれいだね」のきれいで、pureの意味です。純粋、率直、掛値のないという意味です。このきれいがわかるのは思春期になってであり、人間の心の複雑さを感じた後ではないでしょうか。

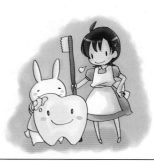

参考文献

A）道脇信恵，緒方克也 他：児童および精神遅滞者における清潔の概念獲得に関する研究―第2報 精神遅滞者における清潔の概念形成について；障歯誌 20（1），21-30. 1999.

やってみよう

以下の問いに○×で答えてみよう（解答は巻末）

1. 障害者の定義が述べられている法律は、障害者基本法である。

2. 障害とは、身体障害、知的障害、精神障害、その他の心身の機能の障害に分類されている。

3. 障害者とは、障害および社会的障壁のため、継続的に日常生活または社会生活に相当な制限を受ける状態にあるものをいう。

4. 社会的障壁とは、障害がある者にとって日常生活または社会生活を営むうえで障壁となるような社会における事物、制度、慣行、観念その他一切のものをいう。

5. 知的能力障害者に交付される療育手帳は、IQなどによって、ABの区分がある。

6. ノーマライゼーションは、デンマークのバンク・ミケルセンによって提唱された。

7. WHOの国際生活機能分類（ICF）は、人間は社会生活を行うものという前提のもとに、その支援の質と量を探すことを目的としたものである。

8. 障害者総合支援法は、障害者の年金給付を定めた法律である。

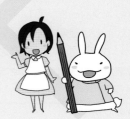

第2章
地域医療と障害者歯科

1. 障害者歯科医療の概念
2. 地域で診る障害者の歯科医療

2

1 障害者歯科医療の概念

おぼえよう

①障害者歯科は、スペシャルニーズ歯科ともいう。

②障害者歯科の特異性は医療安全、診断と治療計画、行動調整、歯科保健の支援にある。

③障害者歯科では、障害者の最善の利益を守る医療を提供する。

④口腔の健康についてのプランを提示し、それを支援する考えを心においた歯科医療の提供が障害者歯科である。

障害者の歯科医療は、地域の歯科診療所を中心として広く行われている（図1）。わが国では1960（昭和40）年代からこの領域が注目され始め、徐々に活動が始まった。大阪府歯科医師会が事業として肢体不自由児の診療を開始し、続いて京都府歯科医師会が歯科サービスセンターを開設して、障害者の歯科治療を開始した。いずれも、地域の歯科医師の活動であったが、専門的なものではなかった。

歯科大学での診療は、日本大学松戸歯学部に特殊診療科（上原進教授）が開設され、続いて松本歯科大学（笠原浩教授）、福岡歯科大学、東京医科歯科大学、神奈川歯科大学に障害者歯科学講座が開設された。同時に、全国の歯科医師会の口腔保健センターで障害者歯科診療の取り組みが開始され、診療内容も次第に高度になったが、一方で活動が次第に高齢者にシフトしたセンターもみられる。

1984（昭和59）年には、名称変更の後、日本障害者歯科学会が誕生し、2003（平成15）年には学会認定医制度、2017（平成29）年度からは専門医制度が発足した。また2008（平成20）年度には、学会が試験によって審査し、合格者に対して日本歯科衛生士会が認定するという認定歯科衛生士制度が誕生した。

障害者歯科とは、単に歯科疾患をもった障害者の歯科治療を行うことではない。障害者歯科はスペシャルニーズ歯科ともいうように、歯科治療の何かにスペシャルニーズ（特別な配慮）が必要な歯科医療である。特別な配慮は次の4つである。

口腔保健センター
認定歯科衛生士制度
障害者歯科
スペシャルニーズ歯科
特別な配慮

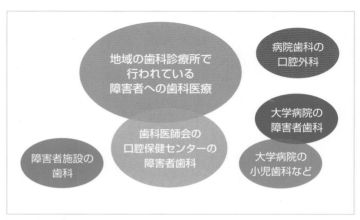

図1　障害者歯科医療の現状
地域で診られている障害者が最も多い。

①医療安全

　障害者によっては、てんかんの発作、重症障害の強い筋緊張によって生じる呼吸障害、Down 症候群の易感染や心奇形に対する循環の管理、喘息発作への対応など全身状態への配慮が必要となる。

医療安全

②歯科疾患の診断や治療計画、材料の選択、機能障害の診断と治療計画

　障害者歯科では、疾患の診断や治療方針に特別な配慮を有することがある。また、義歯などの設計、使用材料にも特別な配慮が必要な場合がある。さらに、摂食嚥下機能障害に対する診断、リハビリテーションの計画にも特別な配慮が必要である。

歯科疾患の診断
機能障害の診断

③行動調整とコミュニケーション

　知的能力障害のため、言葉の理解が不十分な障害者や、歯科治療の理解を示さない患者に対しては、行動のコントロールや治療のための特別な配慮や支援が必要である。

行動調整

④歯科保健への支援

　清潔の意味を理解できず、健康の認識も低い障害者や、肢体不自由のために口腔の清潔が維持できない障害者へは、健康づくりや維持のための支援が必要である。歯磨きの指導や介助、継続的な健康管理によって健康を維持する。

歯科保健への支援

継続的な健康管理

　このように、障害者歯科はその専門性とは別に、口腔疾患の治療だけでなく、本人の最善の利益を考えて健康づくりを中心とした歯科医療を提供することが求められる。つまり、障害者歯科とは、障害者を対象として、障害者の健康な生活を支援するために必要なリハビリテーションを含めた歯科医療を提供するとともに、その人の生き方に沿った口や歯の健康のプランを提示し、それを支援する考えを心において、障害の特性に配慮した歯科医療を提供することである。

最善の利益

2 地域で診る障害者の歯科医療

　地域医療は、医療の基本であり中心といえる。障害者歯科も同様で、地域の歯科診療所でかかりつけの歯科としての機能が求められる。障害者は、口腔の自己管理が苦手で、できていないことが多い。あるいは、わが子の障害を思い悩み、口腔の管理まで気が回らないこともある。そこで、地域の歯科診療所には、障害者の日常の口腔管理や短期間の継続管理で、障害者の口腔の健康を支援する機能が求められている。歯磨きという日常生活行動の支援は、福祉のなかの生活支援に相当するため、歯科診療所における日常の口腔ケアの支援は福祉的な歯科医療といえる。地域では、住民に障害児や障害者がいるという情報を得たら、口腔の健康のための情報提供を行い、家族や福祉機関とのつながり

地域医療

生活支援

福祉機関

のなかで歯科的な健康の支援を開始する。

　障害者歯科は、地域での一次医療のみで完結はできない。それは、摂食嚥下や言葉のリハビリテーションといった専門性を求められる医療に、地域は対応していない場合が多いからである。また、行動の調整が困難な障害者には、全身麻酔などの薬物を用いた歯科治療や手術が必要となり、そのほかきわめて困難な治療を必要とする患者は、二次医療機関や三次の障害者歯科の専門医療機関での治療が必要となる。このような高次の医療機関との連携を医療連携という。二次医療歯科としては、一部の歯科医師会立歯科保健センターや病院の歯科口腔外科、こども病院の歯科などである。そして、専門医療機関とは、障害者施設の歯科、歯科大学附属病院の障害者歯科である。

　地域の障害者歯科は、相談、予防、健康管理を中心に、できるかぎりの治療を行うが、原則は経験や知識のないなかで熱意だけで無理をしないこと、患者の能力を評価しないままで、疾患の進行を棚に上げた長期のトレーニングなどの無駄をしないこと、そして、診療拒否など障害者への無関心と無理解による無視をしないことが大切である。

（緒方克也）

医療連携

歯科医師会立歯科保健センター

やってみよう

以下の問いに○×で答えてみよう（解答は巻末）

1. 障害者歯科の特別な配慮は、医療安全、診断と治療計画、行動調整とコミュニケーション、そして歯科保健への支援にある。

2. 障害者歯科とは、障害者の健康な生活を支援するために必要なリハビリテーションを含めた歯科医療を提供するとともに、患者の生き方に沿った口腔の健康のプランを提示し、それを支援する考えを心において、障害の特性に配慮した歯科医療を提供することである。

3. 医療連携とは、地域の一次医療機関と高次の医療機関との連携をいう。

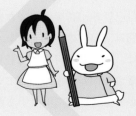

第3章
歯科衛生士と障害者歯科

1. 障害者歯科と歯科衛生士の かかわり

①障害者歯科の歯科衛生士の役割

②一般歯科医院の場合

③口腔保健センターの場合

④大学病院の場合

⑤病院歯科の場合

障害者歯科の現場から

・歯科医院での障害者の家族支援

・障害の受容とその支援

3

1　障害者歯科と歯科衛生士のかかわり

おぼえよう

①障害者歯科では、患者とその家族や介助者に対して特別な配慮が必要である。
②一次・二次・三次医療機関の役割と、そこでの歯科衛生士の役割がわかる。
③障害の受容とその支援について理解する。

❶ 障害者歯科の歯科衛生士の役割

　障害者歯科では、患者、家族、介助者に対して医療的、心理的あるいは社会的側面からサポートするなど特別な配慮が必要である。歯科衛生士は、対象者それぞれのライフスタイルやライフステージに合わせたサポートができるように地域連携や障害者歯科医療体制について学ぶ必要がある。

１）障害者歯科の医療体制

　障害者歯科の医療体制は、一次医療機関（個人診療所・かかりつけ歯科医）、二次医療機関（センター・施設内歯科）、三次医療機関（総合病院・大学病院）に分けられる（図1）。また、在宅や施設で歯科受診ができない高齢者や医療的ケア児などに対して訪問歯科診療を行っている医療機関もある。

　地域に住む障害者は、近隣のかかりつけ歯科医院で定期健診を受け、必要に応じて二次・三次医療機関で治療を受けて、再びかかりつけ医で定期健診を継続することができるように、それぞれの医療機関は連携しなければならない。

一次医療機関
二次医療機関
三次医療機関

医療的ケア児

日常生活および社会生活を営むために恒常的に医療的ケア（人工呼吸器による呼吸管理、喀痰吸引その他の医療行為）を受けることが不可欠である児童（18歳以上の高校生等を含む。）

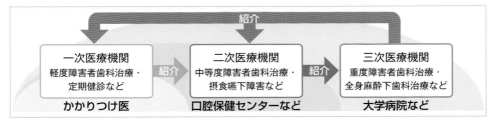

図1　地域の医療機関のつながり

２）障害者歯科医療と関連職種

　障害者歯科の対象者は障害のある人や有病者であるため、歯科医療機関同士の連携はもちろんのこと、医師、看護師などさまざまな医療職や、ときには保健所や児童相談所など行政機関とも連携をとる必要がある。　　　　　（梶 美奈子）

障害者関連の他職種

→ p.185「3障害者関連の他職種」参照。

文献

1）第5次 福井県保健医療計画〈https://www.pref.fukui.lg.jp/doc/iryou/iryoujouhou/iryoukeikaku_d/fil/004.pdf〉
2）厚生労働省：医療的ケア児及びその家族に対する支援に関する法律

② 一般歯科医院の場合

🏥 CLINIC　歯科医院　🏢

1）一般歯科医院での歯科衛生士の役割

　一次医療機関である地域の一般歯科医院は、障害のある人の日常生活での口腔の健康支援を担っています。診療内容には、比較的軽度の障害がある患者を対象に、う蝕治療や定期健診、口腔衛生指導、歯科相談、訪問診療、二次・三次医療機関への紹介などがあります。

　障害のある人や保護者はさまざまな困難を抱えており、口腔清掃にも限界があります。そこで、近くて通いやすいという利点を生かし、歯科衛生士は日常生活の支援として、短い間隔での口腔ケアの支援（図2）、幼児期からの継続的なう蝕・歯周病予防、口腔衛生指導、専門的口腔ケア、口腔保健管理を実施し健康づくりを行います。幼児期からの継続的な歯科受診は、歯科に慣れるトレーニングの機会にもつながります。また、一般歯科医院では待合室や診療室を障害のない人と共有するため、患者の障害特性を考慮した予約時間や歯科受診環境を整える役割もあります。

2）患者や保護者、他の職種とのかかわり

　福山型筋ジストロフィーで中等度の知的障害を伴う31歳のAさんは、1歳4か月時に歯科健診を主訴に来院され、乳歯の抜歯や小窩裂溝填塞も通法下で行い、1～3か月間隔にて口腔保健管理を行ってきました。Aさんは自分の意思を言葉で伝えることが可能なため、処置時の姿勢や処置時間など本人の希望に沿った対応を心がけています。また、20歳時に口腔ケア時の誤嚥が心配であることを母親から相談を受け、口腔ケア時の姿勢、顔の向きやスポンジブラシの使い方などを動画で撮影し、ヘルパー、施設職員、訪問看護師と連携をとり、口腔ケアの方法を共有しました。

　患者の状態、保護者の不安や悩みを会話のなかから把握し、よき相談相手となり患者や保護者への心理的支援を行うよう配慮しています。現在は移動が困難となり、訪問診療を行っています（図3）。

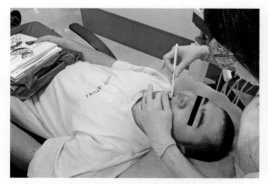

図2　日常生活の支援としての口腔ケアの様子
患者は保護者の介助磨きに抵抗を示すため、歯科医院にて1か月に1～2回口腔ケアを実施しています。使用可能な器具はミラーと歯ブラシのみです。

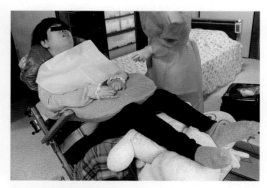

図3　訪問診療時の姿勢
車椅子上でクッションを使用し首や手、膝が安定するよう配慮しています。また、担当者会議に積極的に出席することで、医療や介護、福祉などの多職種との情報の共有が可能となり連携が図りやすくなります。

（寺田ハルカ）

❸ 口腔保健センターの場合

🏥 CLINIC　センター 🏥

1）口腔保健センターでの歯科衛生士の役割

　自治体や歯科医師会が管理運営を行う口腔保健センター（以下、センター）は、二次医療機関に位置づけられ、主に歯科治療（静脈内鎮静法、日帰り全身麻酔法を含む）、予防処置、口腔保健指導、定期健診を行っています。また、センターによっては、摂食嚥下機能療法、歯科訪問診療、言語聴覚療法、さらに障害者歯科医療の普及啓発のために研修会等も行われています。

　対象となる患者は地域の歯科医院では対応が難しく、介助者も不安や悩みを抱えていることが多いので、歯科診療を行うには、まず患者の疾患特性と患者、介助者を十分理解することが大切です。そして、患者の精神状態や全身状態を観察し、不安や恐怖心を軽減できるよう対応しながら、歯科診療補助や予防処置を行います。口腔保健指導では、介助者への指導のほか、患者の発達段階や機能を評価し、もっている力を発揮できるようセルフケアを支援します。これらを継続することにより、患者は徐々に歯科診療に慣れ口腔の健康を維持増進することができます。その結果、患者、介助者が健やかな日常生活を送り、住み慣れた地域の歯科医院で受診できるよう支援することがセンターの歯科衛生士の役割です。

2）患者や保護者、他の職種とのかかわり

　H君（6歳、自閉スペクトラム症）は、地域の歯科医院に通院していましたが、治療が困難なため、う蝕治療と言語聴覚療法を主訴に来院しました。初診時は、診療室への入室から強い拒否がありましたが、治療と並行してトレーニングを兼ねた予防処置を行い、徐々に協力が得られるようになりました（図4）。口腔保健指導では言語聴覚士と連携し、発達検査の結果を基に歯磨きの発達段階をアセスメントし、セルフケアの目標を決め支援を行いました（図5）。保護者には、歯科診療の協力性が向上したことや歯磨き動作が上達したことなど、患者の変化を伝え成長を共有しています。現在は、歯科診療に慣れて口腔内状態が維持されているため、今後、地域の歯科医院へ戻る予定です。　　　　　　　　　　（岩沼智美）

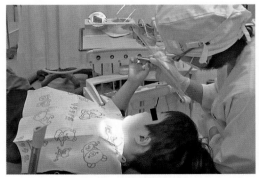

図4　トレーニングを兼ねた予防処置
「歯医者さんの歯磨きだよ」と説明しポリッシングブラシを見せ、実際に触れさせ痛くないことを確認させてから口腔内で使用する。10を一区切りとして数えながらクリーニングを行い、上手にできたらすぐによく褒め、達成感をもたせる。

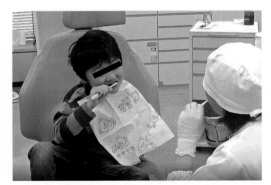

図5　発達段階に合わせたセルフケアの支援
H君は、歯ブラシを口に入れかき出す動作があり、歯磨きに対する認識はおよそ2歳の段階であった。しかし、身辺自立は4歳の段階だったので、支援することでセルフケアを向上できると判断した。目の高さを合わせ注目させ、模倣により歯磨き動作を導き出し、繰り返し練習する。

④ 大学病院の場合

大学病院

1）大学病院での歯科衛生士の役割

　三次医療機関に位置づけられる大学病院では、一次・二次医療機関からの紹介患者の治療で嚥下造影検査や、全身疾患のある重症心身障害児者などの全身麻酔下での治療を行うことも多くあります。準備や補助はもちろんのこと、多職種（看護師、放射線技師、栄養士など）と連携をとり、患者や家族が安心して処置を受けられるようにしています。

　また一次・二次医療機関と同様に、障害のある患者への歯科治療や、歯科治療に協力できるようにトレーニングも行います。治療時の補助や器具の準備はもちろんですが、患者や保護者と十分にコミュニケーションをとって不安を軽減させるように注意します。患者のこだわり、パニックの原因、全身疾患の状態、呼吸状態、てんかん発作時の様子や薬剤・食物のアレルギーなど確実に情報を収集することで偶発事故を防ぐことが可能になります。

2）患者や保護者、他の職種とのかかわり

　自閉スペクトラム症のあるA君は15歳で、他院より全身麻酔での歯科治療が必要と紹介されて来院しました。初診時は拒否が強く、ユニットに仰臥位にはなれず座位で口腔内の診察を行いました（図6）。

　全身麻酔治療時には、術前の検査の日程調整を行い、手術同意書等の必要書類を準備し、こだわりやパニックなどを確認して病棟看護師に連絡します。同時に、入院時の食事について食物のアレルギーや食形態などを確認し、必要に応じて栄養士にも連絡をします。

　全身麻酔治療時には、器具準備や補助を行うことはもとより、治療後はどのように患者をサポートしていくか、保護者と十分に話し合います。A君は当院への通院を希望したので、母親から聞き取りを行い、機械に恐怖心を強く感じていることがわかりました。そこで、無影灯を含むユニット全体をタオルで覆い隠しトレーニングを行ったところ（図7）、徐々にユニットに近づけるようになり、コントラアングルハンドピースを用いた歯面研磨も安全に行えるようになって、今も3か月ごとに通院しています。

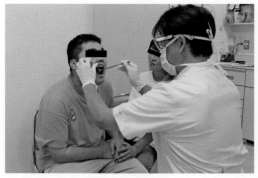

図6　座位による口腔内の診察
いろいろな器具が目に入ると気が散ることや、鋭利なものを嫌がる患者が多いので、歯科医師が持っているミラーのみで診察（文中とは別の症例）。

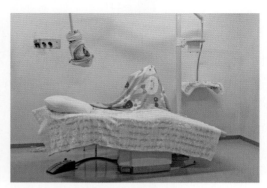

図7　タオルで全体を覆い隠したユニット
母親からの聞き取りで工夫をしたところ、徐々に慣れて歯面研磨も行えている。

（梶 美奈子）

❺ 病院歯科の場合

病院歯科

1）病院歯科での歯科衛生士の役割

　病院歯科は、二次、三次医療の担い手となる施設です。他の医療機関からの紹介患者を受け診療を行うこともありますが、入通院する全身疾患や障害を有する患者がメインに来院し診療を行っています。入院・手術の設備が整っているため全身麻酔下での治療も行っています。

　大学病院と異なるところは、一般に歯科医療が専門的な分野に分科されていないところです。そのため、一つの診療室内で歯科医療全般を提供する必要があり、さまざまな背景を有する来院者の診療には各々に沿った配慮が不可欠となります。この配慮には、歯科衛生士業務に加えてご家族や病院内外の医療スタッフ、患者の日々の生活にかかわる多職種との連携が重要です。

2）患者や保護者、他の職種とのかかわり

　外来には「ユニットに座る」「デンタルミラーを口腔内に入れる」など、当たり前に行う行為が難しい患者もたくさん来院します。治療を安全に行うことを大前提に、患者やご家族の負担ができるだけ少ない治療法を一緒に検討し選択しています。また、う蝕治療が終了しメインテナンスに移行した患者とは、さまざまな歯科処置に適応できるようにスモールステップのトレーニングを繰り返し行います（図8）。できない悔しさやできるようになった喜び、自信を患者やご家族と共有する時間は、本人やご家族と同じ想いを私達にもたらしてくれます。

　入院中の患者の歯磨きは、日常のケアでありながら主疾患や全身状態の背景を踏まえた配慮が必要になります。それらに対して病棟スタッフから相談を受けることも多く、病棟ごとに勉強会を行っています（図9）。勉強会では、患者をモデルに実技を行うこともあります。口腔ケアで難しい点を共有し、ディスカッションをしながら配慮が必要な部分やワンポイントアドバイスなどの説明をします。ケアをするスタッフの負担を軽減し、患者支援につながる口腔ケア方法の提供も歯科衛生士の大切な役割です。

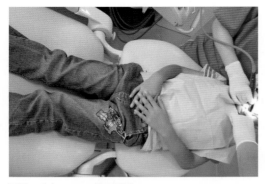

図8　トレーニングの風景
「診察中は手をお腹に置く」なども練習します。簡単な内容から徐々に難しい内容へとステップアップしながらトレーニングを繰り返し行っています。

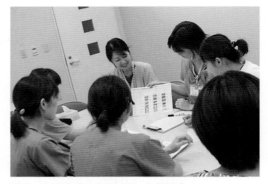

図9　入院患者の病状に沿った勉強会
病棟スタッフの希望に合わせた内容で実施します。入院患者をモデルにし、口腔ケアのデモンストレーションを行うこともあります。

（谷地美貴）

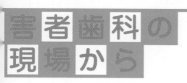
害者歯科の
現場から

歯科医院での障害者の家族支援

緒方克也（社会福祉法人 JOY 明日への息吹 理事長）

福祉的な歯科管理

今日の障害者福祉は、地域を中心にそのサービス提供が行われています。いわゆる地域福祉の考え方で、国が決めた政策・制度だけでなく、地域の住民を取り込んで非専門的な、専門家に頼らない支え合い（インフォーマルサポート）が必要とされています。

障害者福祉が施設中心であった時代には、多くの施設で歯科健診が行われていました。ところが、脱施設の施策で施設から地域移行の考えになった現在、施設での歯科健診はなくなり、施設を出て地域で暮らす障害者にとって、健康は障害者の自己責任になりました。地域で生活する障害者が、自らの健康管理を目的として歯科医院を受診することは少なく、疼痛や咀嚼障害が生じて初めて受診につながることが予想されます。

歯科医院で行う口腔ケアは、歯磨きを中心とした日常生活の介助に相当するものと、歯科医師もしくは歯科衛生士という専門家による専用器具を用いた処置（PMTC）としての口腔ケアの2つがあります。この器具を用いた口腔ケアは、単なるケアというよりも歯周病に対する予防、または処置の一つであり、日常の生活介護的な歯磨き介助とは区別されます。一方で生活介護の一つとして行う歯科医院でのブラッシングは、歯科衛生士が行うものでも福祉的な意味をもつため、この場合、地域の歯科医院は福祉施設の機能をもって口腔ケアを行っているといえます。つまり、地域の歯科医院が福祉施設としての役目をもっているのです。このことは、高齢者の場合も同じで、介護保険による介護予防という位置づけがこれにあたります。つまり、歯科医院が行う福祉的な歯科管理というわけです。

障害者歯科での家族管理

歯科医療機関を受診する障害者や家族は、複雑な思いを抱えています。それは、障害の受容や育て方に対する困り感、将来への不安などです。中途障害の場合もその受容や不安は大きく、家族も本人をどう支えたらよいかの不安をもっています。歯科医療機関は、障害者の健康回復を図るのが大きな目的ですが、それは家族の協力なしにはできません。その障害者を支える家族は、精神的、経済的に多くの負担がかかるのが現実です。したがって、その不安や負担を理解し、家族に対する支援を考えることも障害者歯科で必要なことです。

家族支援の基本は、家族の苦しみや負担を理解することから始まります。たとえば、障害の告知の直後には歯磨きの介助も大きな負担になることが多いため、歯科衛生士は母親への支援という意味で、無理のない、負担の少ない歯磨きで支援し、短い間隔での受診を勧めて清潔を維持する計画を提示します。そのなかで受容に対する母親の心の変化を感じ、徐々に介入の形を変えていくことが大切です。

障害の受容とその支援

緒方克也（社会福祉法人 JOY 明日への息吹 理事長）

障害の告知と不完全な受容

わが子や自分自身の障害の告知に、保護者や本人だけでなく、その家族も重たい気持ちになります。告知や障害の発生状況によって異なるものの、告知をそのまま受容できるものではありません。受容の形は、人によって、または障害によっても異なりますが、周囲には理解できない複雑な心の揺れが想像されます。

一般に、どのような障害の発生と告知でも、当事者はそのうち治るとか、何とかなるという楽観的な考えになります。それは、そうあってほしいという願望からくる思いでもあります。特に、先天異常や奇形を伴わない知的障害、自閉スペクトラム症、そして感染症から続発的に発生した障害など、生後数年を経て診断された障害や中途障害は病気の延長のように考えている心境に陥ります。

また、出生時に判明した奇形は、口唇裂、口蓋裂、心奇形、多指症のような四肢の奇形でも、手術で完治するという期待が大きく、障害という概念を受容できなくなります。さらに、周産期の異常で生じた脳性麻痺や重度の先天異常も、出生後しばらくは定型発達児と同じような乳児であるため、告知を受けてもすぐには信じられないということがあります。一方で、事故や感染症による後遺症、もしくは脳血管障害による後遺症も突然発症することが多く、本人や家族は、機能障害や生活能力の消失が徐々に回復するとの願いを込めて信じる傾向にあります。

そのような期待がある間は、障害という認識はなく、受容は不完全なままになります。障害を受容できないときの保護者や家族、本人の苦しみや葛藤は大きく、ときには死を考えたり、うつ病になることも少なくありません。そのことが原因になって、家庭の機能が混乱し崩壊することもあります。

Drotar の 5 段階説

障害者の受容については、いくつかの研究がなされています。そのなかで、最も有名なのがDrotar の 5 段階説です（図 1）。

①ショック

障害者の告知を受けて、すぐに生じる感情の衝撃です。後でふり返ると、告知の直後はショックで頭が真っ白になり、医師のその後の言葉は何も聞こえなかったという母親の気持ちはよく聞くところです。告知の直後はさまざまな思いが交錯し、衝撃の大きさがうかがえます。

②拒絶

ショックの後に、ショックと重なるように来る感情が拒絶です。告知された内容を受けられないだけでなく、告知そのものを拒絶するという気持ちになります。これは何かの間違いではないか、自分のことではないといった、事実から逃げて事実を否定してしまう気持ちが生じます。拒絶は、ときに激しい感情となって現れることもあります。

③悲しみと怒り

拒絶の後、少し落ち着くと、今度は事実に対する悲しみがおそい、それが怒りに変わります。悲しみは、わが子の障害に対してというよりも、母親としての悲しみが強く、健康な子どもを出産できなかったことへの自信喪失や、自尊心が傷ついての悲しみです。その悲しみは誰かに転嫁できるものではなく、それが怒りとなって感情的になります。そこには自責の念、反対に私は悪くないという弁明、どうしてという疑問、思うようになら

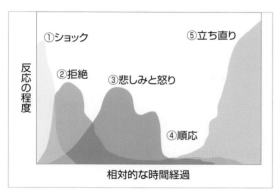

図1　障害児の誕生に対する親の反応の時間的変化
(Drotar)

への愛おしさが湧き、また、自己をいたわる気持ちが生じ、親としての本能的な気持ちや子どもへの不憫（ふびん）さから現実に順応し始めます。それと交錯するように「あきらめ感」が出始めて、限られているが希望や期待も感じ始めます。この頃の気持ちに対する励ましや支援は、立ち直りのために大切な意味をもちます。特に、身近で信頼する人からの励ましは、次への大きな力になります。

⑤立ち直り

　①から④の過程を経て、時間をかけながら立ち直りから受容へと進みます。しかし、それでもことあるごとに、あきらめや羞恥（しゅうち）と戦わなければなりません。周囲からはすっかり受容しているように見えても、心のなかは依然として拒否や悲しみが消えてはいません。完全な受容は一生かかっても得られませんが、それでも次第に慣れや希望が支えとなり、子どもの障害や自分の障害を受け入れた生活が始まります。

なかったことへの怒りなど、複雑に絡（から）んで怒りが生じます。これらの悲しみや怒りには、鎮める言葉かけよりも共感が必要です。

④順応

　それでも現実の生活が始まると、徐々に子ども

中田洋二郎の慢性的悲哀論

　わが子の障害や、自分に発生した障害の受容は簡単ではありません。人によって、障害によって異なりますが、いずれにしても1か月や2か月でなく、年単位で変化するのが一般的です。その途中での支援や励ましが大切です。障害があっても、子どもの成長がみえたり、社会への参加などで受容につながります。

　Drotar の説とは別に、障害受容の慢性的悲哀論（中田洋二郎、1995）があります（図2）。中田は、「障害の完全受容は一生得られない。しかし、子どもの障害を理解することはできるようになり、強い母子関係ができるという考えで、『正常に追いつく』、『治る』という期待を捨てるまでは、否定と肯定が入り混じった感情の繰り返し。親の慢性的なジレンマがみられる。このジレンマは、わが子の障害を認めた後も、外的刺激によって悲哀が呼び覚まされやすい傾向をつくる。このなかで、ド

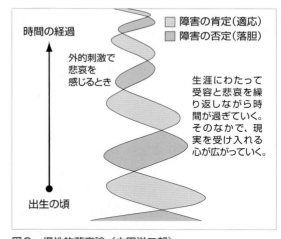

図2　慢性的悲哀論（中田洋二郎）

クターショッピングが始まるが、これは障害を否定する行為でなく、障害を確かめる積極的な行為の場合も多い。行為の裏にある、親の現実を認めようとする葛藤が存在する」と述べています。

参考文献

A）伊藤智佳子 編，徳田　茂：障害をもつ人の家族の心理（障害者福祉シリーズ）．一橋出版，158-172，2003.

B）大田仁史 監修，南雲直二：障害受容（第2版）．荘道社，60-69，2002.

やってみよう

以下の問いに○×で答えてみよう（解答は巻末）

1. 障害者歯科では、障害者の歯科治療時に特別な配慮が必要である。

2. 特別な配慮は、医療安全、治療方針、専門医療、歯科保健の支援に対して行う。

3. 歯科衛生士業務である、歯の付着物除去、診療補助、歯科保健指導などには特別な配慮はいらない。

4. 障害者歯科では、医療者の障害への理解と受容が必要である。

5. 歯科衛生士は、障害者の歯科健診後、日常的な歯科保健を目的として、介助者へ口腔内の状況について情報提供を行う。

6. 障害者の歯科保健の維持のために、教育や福祉の資源につなぐことがある。

第4章
障害の分類と特徴

1. 障害の分類
①身体障害
②知的能力障害
③精神障害
④神経発達症
⑤高次脳機能障害
⑥難病（特定疾患）

2. 知的能力障害と口腔の特徴
①原因
②心理と行動
③知的能力障害のある人の歯科的特徴
④歯科での対応
⑤知的能力障害を併発する障害

3. 身体障害と口腔の特徴
①身体障害のいろいろ
②身体障害の原因

4. 身体障害を呈する疾患と口腔
①脳性麻痺
②筋ジストロフィー
③その他の肢体不自由
④重症心身障害
⑤感覚器障害
⑥内部障害
⑦口腔・顔面の奇形

5. 精神障害と口腔所見
①統合失調症
②うつ病と双極性障害
③認知症
④神経発達症（発達障害）

6. 高次脳機能障害
①高次脳機能障害の原因と症状
②注意障害
③記憶障害
④遂行機能障害
⑤行動と感情の障害
⑥半側空間無視
⑦失語症

7. 難病
①難病の定義
②口腔に症状のある難病

8. その他の障害
①脳・神経疾患：てんかん
②心因性疾患：摂食障害
③廃用症候群

障害者歯科の現場から
・子どもの発達の見方

4

1 障害の分類

1 身体障害

　身体障害者については、身体障害者福祉法第四条において、「この法律において身体障害者とは別表に掲げる身体上の障害がある十八歳以上の者であって、都道府県知事から身体障害者手帳の交付を受けたものをいう」と定義されている。

　身体障害者福祉法の対象となる障害は、1）視覚障害、2）聴覚障害・平衡機能障害、3）音声・言語障害（咀嚼障害を含む）、4）肢体不自由、5）内部障害の5つに大別される。これら5種類の障害で最も多いのは肢体不自由で、次いで内部障害となっている。身体障害者は年々増加している。

　身体障害者手帳は障害の程度により1〜7級まである。ただし、7級のみだと手帳の交付には至らない。それぞれの等級の判定には基準がある。

1）視覚障害

　視力や視野に障害があり、生活に支障をきたしている状態を視覚障害という。眼鏡をつけても一定以上の視力が出ない場合や、視野が狭くなり人や物にぶつかるなどの状態である。

　眼の機能は、視力、視野、色覚などがある。身体障害者福祉法に規定されている視覚障害は、視機能のうちの矯正視力、視野の程度により1〜6級に区分される。矯正視力とは、近視や乱視などの矯正眼鏡をしたときの視力で、視野は視線をまっすぐにして動かさない状態で見えている範囲をいう。視覚障害の見えかたには、全盲、弱視、ロービジョンがある。

身体障害者

身体障害者手帳

身体障害者の等級
→ p.36 表 1「身体障害者障害程度等級表」参照。

視覚障害

矯正視力

2）聴覚障害・平衡機能障害

音が聞こえない、聞こえにくい状態をいい、聞こえる音の大きさ（デシベル：dB）で2〜4級か6級に区分される。先天的原因としては、聴覚の組織の奇形や妊娠中のウイルス感染（特に風疹）など、後天的原因では突発性疾患、薬の副作用、騒音、高齢化などがある。障害部位により、外耳、中耳の障害による伝音性難聴、内耳、聴神経、脳の障害による感音性難聴、その両方の混合性難聴の3種類に分けられる。

コミュニケーション方法として、従来より手話、口話、筆談などがあり、最近ではタブレット端末などでアプリケーションを用いる場合もある。

3）音声・言語障害（咀嚼障害を含む）

音声・言語障害には、音声を全く発することができないか、発声しても言語機能を喪失したもの（3級）と、音声または言語機能の障害のため、音声、言語のみを用いて意思を疎通することが困難なもの（4級）がある。

「喪失」には、無喉頭、喉頭部外傷による喪失や、発声筋麻痺による音声機能喪失「聾唖」や失語症による言語機能喪失がある。「障害」には、喉頭の障害または形態異常によるものと、構音器官の障害または形態異常によるもの、中枢性疾患によるものがある。

一方、咀嚼機能の喪失とは、経管栄養以外に方法のない咀嚼・嚥下機能の障害をいい、重症筋無力症などの神経・筋疾患によるもの、延髄機能障害および末梢神経障害によるもの、外傷、腫瘍切除などによる顎、口腔、咽頭、喉頭の欠損などによるものがある。

4）肢体不自由

先天的か後天的かを問わず、四肢の麻痺や欠損、あるいは体幹の機能障害のため、日常の動作や姿勢の維持に不自由のある人を指す。上肢、下肢、体幹の機能によって評価され、1〜7級に区分される。要因のほとんどが脳疾患で、とりわけ脳性麻痺とされる。脳性麻痺のほか、重症心身障害、筋ジストロフィー、脊髄損傷、関節リウマチ、脳血管障害、筋萎縮性側索硬化症〈ALS〉なども含まれる。

5）内部障害

まさに外からはわからない身体の内部にある障害で、超高齢社会において年々増加傾向にある。心臓、腎臓、呼吸器、肝臓、膀胱・直腸、小腸、ヒト免疫不全ウイルス（HIV）による免疫のそれぞれの機能障害がある。HIVと肝臓の機能障害は1〜4級でそれ以外は1、3、4級に区分される。

② 知的能力障害

知的発達の障害である。知的機能や適応機能に基づいて判断される。知的能力障害の定義は時代や社会状況により変化するとともに名称についても変化していく。今なお、知的障害や精神遅滞が用いられることも多い。

ICD-10（国際疾病分類第10版）によると、精神発達停止あるいは発達不全の状態であり、発達期に明らかになる全体的な知能水準に寄与する能力、たとえば、認知、言語、運動および社会的能力の障害によって特徴づけられるとされている。その他、DSM-5（アメリカ精神医学会の診断と統計マニュアル）、厚生労働省や文部科学省の定義がある。

自治体から療育手帳という名称の障害者手帳が交付される。IQを用いて知能の程度によって、軽度、中等度、重度、最重度に区分される。

③ 精神障害

精神障害は、いろいろな精神疾患が原因となって起こり、統合失調症、気分障害、アルコールやシンナーなどの精神作用物質による精神疾患などがある。てんかんはWHOの国際疾病分類では「神経系および感覚器の疾患」の一部とされているが、わが国の厚生労働省では、精神障害者としている。精神障害者には精神障害保健福祉手帳という障害者手帳が交付され、1〜3級に区分される。

1）統合失調症

精神疾患のなかでも患者数が多く、感情表出や思考、知覚の面でさまざまな症状を示す。急性期から回復しても、各種の障害が後遺症として残って社会での自立した生活を困難にすることが多い。

2）気分障害

気分の状態が普通のレベルを超えて高揚したり、落ち込んだりすることが一定期間続くものをいう。気分障害にはうつ病と双極性障害がある。うつ病のなかには、身体の症状が強く表面に出て、精神の症状が目立たない「仮面うつ病」と呼ばれるタイプもある。

3）認知症

脳の病気や障害などさまざまな原因によって認知機能が低下し、日常生活全般に支障が出てくる状態をいう。脳神経の変性が原因のアルツハイマー型が最も多く、次いで脳梗塞や脳出血が原因の脳血管型、その他レビー小体型や前頭側頭型などがある。さまざまな中核症状や周辺症状がみられる。高齢者がほとんどであるが若年でも発症することがあり、若年性認知症という。

知的能力障害
本書では「精神遅滞」「知的障害」を「知的能力障害」に揃えている。

ICD-10
「疾病及び関連保健問題の国際統計分類」。WHOによる分類の改訂10版。11版（ICD-11）の日本版が編集作業中である。

DSM-5

療育手帳
p.142 MEMO「療育手帳とは」参照。

統合失調症

気分障害

うつ病
双極性障害

認知症

4）心身症

　身体疾患のなかで、その発症や経過に心理社会的な因子が密接に関与し、器質的ないし機能的障害が認められる病態をいう。ただし、神経症やうつ病など、他の精神障害に伴う身体症状は除外すると規定されている。心身症とは、病名ではなく身体疾患の病態を説明する一つの概念とされる。

④ 神経発達症

　神経発達症（神経発達障害）は、病気とは異なり、生まれつきの特性とされ、自閉スペクトラム症（ASD）、注意欠如・多動症（ADHD）、限局性学習症（SLD）などが含まれる。いずれも、生まれつき脳の一部の機能に障害があるという点が共通している。複数の神経発達症（発達障害）がある場合も多く、同じ障害でも似ていないように見えることがあり、個人差が大きいのが「神経発達症（発達障害）」の特徴でもある。発達障害のみの場合は**精神障害者保健福祉手帳**が交付され、知的能力障害が合併する場合は申請すると療育手帳の両方が交付される。

⑤ 高次脳機能障害

　認知（高次脳機能）とは、知覚、記憶、学習、思考、判断などの認知過程と、行為の感情（情動）を含めた精神（心理）機能を総称する。病気（脳血管障害、脳症、脳炎など）や、事故（脳外傷）によって脳が損傷されたために、認知機能に障害が起きた状態を、高次脳機能障害という。
　症状の種類としては、記憶障害、注意障害、遂行機能障害、社会的行動障害がある。これらの症状からせん妄や認知症と間違えやすい。

⑥ 難病（特定疾患）

　医学的に明確に定義された病気の名称ではなく、いわゆる「不治の病」に対して社会通念として用いられてきた言葉であるため、難病であるか否かは、その時代の医療水準や社会事情によって変化するものである。
　国が指定した難病を指定難病といい、医療費助成が受けられる。当初は特定医療疾患とされていたが、2015（平成27）年の難病法施行を機に指定難病と名を変えて、疾患も徐々に追加され、2021（令和3）年の時点では338疾患まで拡大された。患者数で最も多いのはパーキンソン病で、次に潰瘍性大腸炎である（令和3年度調査）。

（柿木保明）

心身症

神経発達症
自閉スペクトラム症
（ASD）
注意欠如・多動症
（ADHD）
限局性学習症（SLD）

精神障害者保健福祉
手帳

2 知的能力障害と口腔の特徴

おぼえよう

①知的能力障害がある人では、セルフケアが難しい。

②先天異常や遺伝性疾患では、知的能力障害を伴うことがある。

③先天異常や遺伝性疾患では、歯、歯列、顎骨や筋機能に特徴が現れやすい。

④知的能力障害のある人に対する指導では、本人が理解しやすい方法を用いる。

知的能力障害（知的発達症：intellecutual disability ／ 知的発達障害：intellectual developmental disorder）は「発達期（一般に 18 歳以下）に起こり、知的機能の発達に明らかな遅れがあり、適応行動の困難性を伴う状態」とされる（就学指導の手引き、平成 14 年 6 月文部科学省）。DSM-5 （2013）では、「発達期に発症し概念的、社会的、現実的領域において、知的機能と適応機能が欠如している状態」と定義される[1]。

障害の程度は、以前は知能指数（IQ）で分類してきたが（表1）、DSM-5 からは臨床的な評価と知能試験を行い、生活の困難さで分類するようになった（表2）。

知的能力障害

DSM-5

2013 年に刊行されたアメリカ精神医学会が定めた「精神障害の診断と統計の手引き」の第 5 版。精神医学用語は、この DSM や WHO の ICD-10 に従っている。

生活の困難さ

表1　以前の知能指数（IQ）による知的障害レベルの分類

	IQ
軽度	50 ～ 70
中等度	35 ～ 49
重度	20 ～ 34
最重度	20 未 満

表2　DSM-5（2013）における知的能力障害の分類（概要）

分類	概念的領域	社会的領域	実用的領域
軽度	・子どもでは、読み、書き、計算や時間などについての学習が困難 ・大人では、抽象的な思考や、いろいろな物事を考えて実行することが困難	・周囲の人の様子から状況を判断することが苦手 ・他人とのコミュニケーションが苦手 ・感情や行動を抑えることが苦手 ・社会生活の危険な面を理解しづらく、だまされやすい	・身の回りのことは年齢相応に行う ・子育て、金銭の管理や健康に関する判断などでは支援が必要
中等度	・就学前に言葉などが遅れる ・学校では、読み、書きや計算などの学習がきわめて困難 ・成人での発達は小学生レベルに達する ・学習を要する仕事や生活で支援が必要	・簡単な言葉でコミュニケーションできる ・家族や友人関係をつくることができる ・雰囲気を読むことが難しく、社会的な判断を要する場面では補助が必要 ・労働や作業で十分な支援が必要	・身の回りのことができるようになるまで、長期間の指導や支援が必要 ・より具体的で、コミュニケーションがあまりいらない仕事や作業を行い、複雑なものでは支援が必要
重度	・書き言葉、数、量、時間や金銭についての理解が困難 ・生涯にわたり多くの支援が必要	・「ここ」や「今」のことを単純な単語か言い回しで発することができる ・コミュニケーションのため、言葉を使うことがある	・身の回りのこと全てに支援や指示が必要 ・自身について決定を下すことは難しい ・家事、余暇や作業で支援が必要

分類	概念的領域	社会的領域	実用的領域
重度		・単純な言葉とジェスチャーを理解できる	・技術や能力の獲得に、長期間の指導や継続的な支援が必要
最重度	・目で見た特徴で物を覚える ・セルフケアや作業などのため、目的をもって物を使う ・運動障害や感覚障害があると、物を使うことは難しくなる	・単純な指示や身ぶりを理解する ・要求や感情を身ぶりなど非言語的な方法で表すことが多い ・家族など親しい人との関係性を楽しむ ・運動障害や感覚障害があると、社会的活動はより難しくなる	・日常生活のほとんどで支援が必要 ・一部の家事には参加する ・作業や就労では高度で継続的支援が必要 ・余暇活動で支援が必要 ・運動障害や感覚障害があると、家事、余暇や就労などへの参加は難しくなる

(アメリカ精神医学会：DSM-5. 2013. より要約)

① 原因

　遺伝によるものと環境によるものに分けられる。出生前の原因は遺伝によるものがほとんどである（**表3**）。

表3　知的能力障害の主な原因

遺伝的原因
　・先天性代謝異常　　・大脳変性疾患　　・染色体異常
　・その他の先天奇形症候群　　・神経皮膚症候群
　・遺伝性の大脳形成異常
　・そのほか大脳の明らかな形成異常や変性を伴わない遺伝性知能障害

環境的原因
　胎生期
　・毒物・薬物・放射線への曝露（アルコール、メチル水銀、フェニトイン、バルプロ酸など）
　・先天性感染症（HIV、サイトメガロウイルス、トキソプラズマなど）
　・母体の疾患（低栄養、糖尿病など）
　周産期
　・早産（それに伴う脳室周囲白質軟化などによる）
　・低酸素・虚血性脳症
　出生後
　・中枢神経感染症（脳炎、髄膜炎）　　・毒物・薬物、放射線への曝露
　・頭部外傷　・低栄養　・生後早期の内分泌、代謝異常（低血糖など）
　・脳腫瘍　・虐待、ネグレクトなど養育環境の不良

特発性、あるいは多様な原因が知られているもの
　・自閉スペクトラム症（自閉症障害）　　・先天性水頭症
　・先天性甲状腺機能低下症　・痙攣性疾患（てんかん）

（森川昭廣監修：標準小児科学（第7版）. 医学書院, 2009. より一部改変）

② 心理と行動

1）精神、運動、言語発達の遅れ

　標準的な小児と比べて精神発達が遅く、最終発達段階も低くとどまる。精神発達の遅れは WISC-Ⅳ や田中ビネー式知能検査などの知能検査や、日本版デンバー式発達スクリーニング検査や遠城寺式乳幼児分析的発達検査法などの発達検査で発見される[2]。運動機能も遅れやすく、知的能力障害が重度なほど症状が早く現れる。定頸、寝返りの遅れや歩き始め時期の遅れで気づかれることが多

WISC-Ⅳ
田中ビネー式知能検査
日本版デンバー式発達スクリーニング検査
遠城寺式乳幼児分析的発達検査法

定頸
首がすわること。通常は生後3～4か月までに完了する。

29

い。乳児期の喃語や幼児期の発語など、言語の発達にも遅れが生じやすい。

2）認知機能の特徴

①知識やスキルの習得に時間がかかり偏りがある

記憶や抽象的な考え方が苦手で、新しいことを受け入れにくい。具体的で役に立つ知識やスキルは身につきやすいが、そうでないものは身につけても応用しにくい。

②目に見えない情報を理解しにくい

「目に見える情報」から、仕事や活動の意味や意義、空気や心情などの「目に見えない情報」を導く能力（概念化能力）の発達が遅い。

概念化能力

③集中しづらく感情表現にむらがある

周囲の影響を受けやすかったり、気分のむらがあったりして、日によってできることが異なる場合がある。歯科受診中に叫んだり、泣いたりして感情を身体で表すこともあれば、歯科受診中は我慢し、帰ってから感情を爆発させるケースもある。

3）学習された無力感と二次障害

二次障害

失敗経験の積み重ねから、成功への意欲が低下している場合がある。つらい経験や我慢した経験などが重なると、精神的なバランスを崩し、自傷、多動やパニックなどの二次障害を生じやすい。

③ 知的能力障害のある人の歯科的特徴

口腔清掃の必要性を理解しにくいことと、手先の細かい動きが苦手なことにより、ブラッシングが上手でない人が多い。そのため、介助磨きが不十分であると、多量の歯垢や歯石が沈着しやすい（図1）。粘膜の感覚が鈍く、頬粘膜や舌の力が弱い人には、食渣がよくみられる（図2）。歯周病が生じやすいほか、よく糖分を摂る人ではう蝕が生じやすく、酸性食品を多く摂る人や嘔吐や反芻のある人では歯の酸蝕が生じやすい。

酸性食品
嘔吐
歯の酸蝕

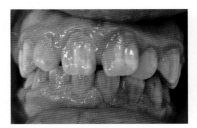

図1　知的能力障害のある人にみられたブラッシング不足による歯垢

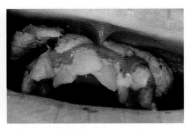

図2　知的能力障害のある人の上顎前歯部歯肉頬移行部にみられた食物残渣

④ 歯科での対応

　優しく共感的で、年齢にあった態度で接する。集中しやすい環境をつくり、その日の調子をみながら無理せず対応する。絵、写真や言葉など、本人の理解しやすい方法で説明を行い、歯科治療が苦手な場合には、スモールステップでできることを増やしていく。興味や自信をもってもらうため、できたことや努力したことをほめ、成功体験を提供する。歯科保健に関する知識や、ブラッシング定着のため、生活背景を考えたうえで、得意な活動や慣れた活動のなかでの指導や、興味のあるものや視覚的な手がかり（視覚支援）を使用した指導をすることが重要となる。

スモールステップ

視覚支援
→ p.118「③構造化と視覚支援」参照。

（村上旬平）

文献

1）American psychiatric association：Diagnostic and statistical manual of mental disorders：DSM-5, 5th ed.Washington,DC：American psychiatric publishing, 33-41, 2013.
2）高橋孝雄：知的障害（精神遅滞）. 森川昭廣監修：標準小児科学（第7版）. 医学書院, 667-678, 2009.

⑤ 知的能力障害を併発する障害

1）先天異常と遺伝性疾患

　知的能力障害を伴う先天異常や遺伝性疾患は多く（**表4**）、その原因疾患に対応した特徴の口腔内所見を示す。出生前後の異常や障害が原因のため、エナメル質の減形成や形成不全、歯数の異常、歯の形態異常などのほか、高口蓋や歯列不正がみられることが多い。また、口腔周囲の筋緊張が弱く、口唇閉鎖機能不全や舌の弛緩、舌突出、口呼吸などに起因する不正咬合もしばしば認められる。代表的な疾患としてDown症候群が挙げられる。

先天異常
遺伝性疾患

表4　知的能力障害を伴う主な先天異常および遺伝性疾患

分類	先天異常および遺伝子疾患
単一遺伝子疾患	先天性代謝異常（フェニルケトン尿症、メープルシロップ尿症、ホモシスチン尿症、ガラクトース血症など）、神経筋疾患（Huntington病、Rett症候群、神経繊維腫症など）など
染色体異常	Down症候群、脆弱X症候群、Klinefelter症候群など
奇形症候群	Sotos症候群、Rubinstein-Taybi症候群など
脳形成障害	全前脳胞症、小頭症、滑脳症、異所性灰白質など
体内環境	先天性感染（トキソプラズマ、水痘帯状疱疹ウイルス、風疹ウイルス、サイトメガロウイルス、単純ヘルペスウイルスなど）、アルコール、薬物（サリドマイド、ワルファリンなど）

（小林朋佳，稲垣真澄：精神遅滞；【発達障害】母子保健から見た発達障害. 母子保健情報, 63：16-19, 2011. より一部改変）

（1）Down 症候群

　21番染色体トリソミー（染色体が３本あること）に代表される染色体異常の症候群で、トリソミー型、転座型、モザイク型の３種類に分かれ、知的能力障害、特異な顔貌、奇形や身体発育遅滞などを呈する先天異常である（図３）。

　出生頻度は約700人に１人で、高齢出産に多いと報告されている。症状は、低身長、両眼開離、眼瞼裂斜上、耳介の低位、筋緊張の低下、早期老化傾向に加え、免疫能の低下、先天性心疾患、知的能力障害、頚椎の不安定性などの症状を合併する。歯科的特徴としては、歯の先天欠如、矮小歯や短根歯、上顎劣成長による反対咬合、巨舌、口唇閉鎖機能不全などを認める。約40～50％が先天性心疾患を有するため、観血処置（スケーリングを含む）を伴う歯科治療の際は、抗菌剤の前投与が必要である。また、環軸椎の（亜）脱臼リスクが高いため、首を過度に前屈したり、強い力が加わらないように配慮する。う蝕の発症率は10歳代では相対的に少ないが、20歳を過ぎると健常者と変わらなくなる一方、小児期から歯周病原因菌が定着しやすく、歯周病が進行しやすいので、幼少期からの定期的な口腔衛生管理が重要である。また、不正咬合に対しては矯正歯科治療を考慮する。

　性格は陽気で人懐こいが、ときに頑固であるため、診療の際はその日の状態に合わせた対応をする必要がある。

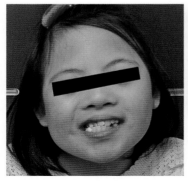 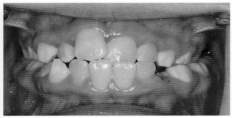

図３　Down 症候群
上顎の劣成長に起因する前歯部の反対咬合と左側の交叉咬合を認める（顔写真は下顎の右偏位により交叉咬合の部位が異なって見えている）。

2）強度行動障害

　強度行動障害は「直接的他害（嚙みつき、頭突きなど）や、間接的他害（睡眠の乱れ、同一性の保持）や自傷行為などが通常考えられない頻度と形式で出現し、その養育環境では著しく処遇の困難なものをいい、行動的に定義される群」と定義されている（表５）。

　強度行動障害の要因として、知的能力障害や自閉スペクトラム症などの障害に加えて、不適切な対応により「分からない」ことと「伝わらない」ことの積み重ね（繰り返し）により生じると考えられているため、その特異な行動の意味を理解することが重要である。そして、適切な支援やかかわりを忍耐強く行うことで行動障害の軽減を試みることが必要である。

（右欄外メモ）

Down 症候群
21番染色体トリソミー

両眼開離
眼瞼裂斜上
耳介の低位
筋緊張の低下
早期老化傾向
先天性心疾患
頚椎の不安定性

抗菌剤の前投与

強度行動障害

直接的他害
間接的他害
自傷

　強度行動障害のある人の口腔衛生管理は困難であるが、強い刺激を避けたリラックスできる構造化された環境で、特異な行動を理解し受け入れ、受容されていると実感してもらえるように心がけ、歯科保健指導や歯科治療を行うことが大切である。

構造化

表5　強度行動障害判定基準表

行動障害の内容	1点	3点	5点
1. ひどい自傷	週に1、2回	一日に1、2回	一日中
2. 強い他傷	月に1、2回	週に1、2回	一日に何度も
3. 激しいこだわり	週に1、2回	一日に1、2回	一日に何度も
4. 激しいもの壊し	月に1、2回	週に1、2回	一日に何度も
5. 睡眠の大きな乱れ	月に1、2回	週に1、2回	ほぼ毎日
6. 食事関係の強い障害	週に1、2回	ほぼ毎日	ほぼ毎食
7. 排泄関係の強い障害	月に1、2回	週に1、2回	ほぼ毎日
8. 著しい多動	月に1、2回	週に1、2回	ほぼ毎日
9. 著しい騒がしさ	ほぼ毎日	一日中	絶え間なく
10. パニックのもたらす結果が大変な処遇困難			あれば
11. 粗暴で相手に恐怖感を与えるため処遇困難			あれば

※上記の基準によってチェックした結果、家庭にあって通常の育て方をし、かなりの養育努力があっても、過去半年以上様々な強度の行動障害が継続している場合、10点以上を強度行動障害とし、20点以上を特別支援処遇事業対象とする。

（厚生労働省：強度行動障害の評価基準等に関する調査について．平成24年度障害者総合福祉推進事業.）

（名和弘幸）

文献

1）日本障害者歯科学会 編：スペシャルニーズデンティストリー 障害者歯科（第2版），55-57,170-172,313．医歯薬出版．2017．
2）緒方克也，柿木保明 編：歯科衛生士講座 障害者歯科学（第1版），32-34．永末書店．2014．
3）野間弘康，瀬戸皖一 編：標準口腔外科学（第4版），125-136,141．医学書院．2015．
4）栗田賢一，覚道健治 編：SIMPLE TEXT 口腔外科の疾患と治療（第5版），10-12,24-25．永末書店．2019．
5）全日本手をつなぐ育成会：強度行動障害の評価基準等に関する調査について．平成24年度障害者総合福祉推進事業，厚生労働省．平成25年3月．

3 身体障害と口腔の特徴

おぼえよう

①脳性麻痺などの肢体不自由者が、身体障害者の約半数を占める。
②身体障害者は、自身による口腔の健康管理が困難な場合が多い。
③身体障害者の健康支援には、複数の職種が関与する必要がある。

1 身体障害のいろいろ

　身体障害とは身体機能に障害がある状態であり、身体に生じた恒久的な損傷や機能低下によって、日常生活や社会生活に制限を受けるものをいう。「身体障害者福祉法施行規則」では、障害の種類別に1級から7級までの等級が設けられている（p36 表1）。

　令和3年版の厚生労働白書で公表されている「障害者数（推計）」によれば、全国の身体障害児者の総数は436万人で、そのうち在宅者は428.7万人、施設入所者は7.3万人であった。また知的障害児者については総数が109.4万人で、そのうち在宅者が96.2万人、施設入所者は13.2万人であった。

　障害の種類別にみた身体障害者数（在宅）では、肢体不自由が189.5万人、心臓などの内臓機能、あるいは免疫機能に障害のある内部障害が122.5万人、聴覚・言語障害が33.5万人、視覚障害が30.8万人、障害種別不詳が45.7万人であった（図1）。

身体障害

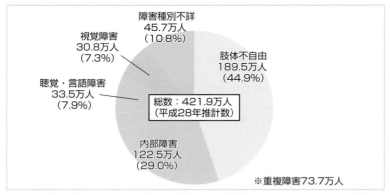

図1　障害の種類別にみた身体障害者数（厚生労働省：令和3年版　厚生労働白書）

2 身体障害の原因

　身体障害の原因に関して、「平成18年身体障害児・者実態調査結果」では、

身体障害者について、疾患によるものが20.7％、交通事故や労働災害などの事故によるものが9.8％、加齢が4.8％、出生時の損傷が2.3％となっている。また、身体障害児については、出生時の損傷によるものが19.2％、疾患が9.9％、事故が2.9％となっている。

　身体障害の原因には、上記のような後天的なものに加えて先天的なものがあり、先天的な障害の原因として、遺伝子の異常、妊娠中の薬物摂取や感染症などが挙げられるが、原因が不明のものも多い。上記の調査では、身体障害の原因となった疾患についても報告されており、身体障害者では心臓疾患が10.1％、脳血管障害が7.8％、骨関節疾患が6.8％であった。また、身体障害児では脳性麻痺が25.9％、心臓疾患が13.3％であった。

脳性麻痺

1）神経・筋

　身体障害を理解するうえで、神経と筋についての基本的な知識は必須である。神経系は中枢神経と末梢神経に分けられる。

中枢神経
末梢神経

　中枢神経系は脳と脊髄で、脳は精神活動の場であり、また、脊髄とともに生命維持に必須な器官である。中枢神経の一部が損傷すると、その部位が担っていた機能が損なわれ、障害としてあらわれる。身体障害のうち、中枢神経に原因があるものとして脳性麻痺、脊髄損傷、脳血管障害などがあり、これらの疾患では上下肢の一部あるいは全体の筋の働きを制御することが困難で、運動機能が著しく低下していることが多い。

　末梢神経系は、中枢神経と体の各部位を結ぶ情報伝達路としての役目を担っている。脳と末梢を結ぶものを脳神経、脊髄と末梢を結ぶものを脊髄神経といい、脳神経は主として頭部にあるさまざまな器官の働きを支配し、脊髄神経は脳からのいろいろな信号を体幹や手足などに伝え、また、それらの部位からの感覚情報などを上位中枢に伝える役目を担っている。

2）感覚器障害

　脳神経は12対あり、視覚や聴覚、嗅覚、味覚などの感覚情報は脳神経を介して中枢に伝えられている。目や内耳などの感覚器の働きが何らかの理由で損なわれた場合には、感覚情報が発信されず、中枢にも伝達されない。しかしながら、これらの感覚が損なわれたり、異常をきたす原因は感覚器の異常だけとは限らない。さまざまな感覚器の障害について、感覚器そのものに問題があって機能を十分に発揮できないものと、感覚器は正常であっても末梢神経による情報の伝達に問題があるもの、末梢神経には異常がなく中枢神経の働きに問題があるものがあり、いずれにおいても感覚情報が正しく伝達あるいは処理されないことから、日常生活や社会生活に支障をきたす場合が多い（表1）。

（白川哲夫）

表1　身体障害者障害程度等級表

視覚障害

1級	2級	3級	4級	5級	6級
視力の良いほうの眼の視力が0.01以下のもの	①視力の良いほうの眼の視力が0.02以上0.03以下のもの（②〜④は省略）	①視力の良いほうの眼の視力が0.04以上0.07以下のもの（②〜④は省略）	①視力の良いほうの眼の視力が0.08以上0.1以下のもの（②〜③は省略）	①視力の良いほうの眼の視力が0.2かつ他方の眼の視力が0.02以下のもの（②〜⑤は省略）	視力の良いほうの眼の視力が0.3以上0.6以下かつ他方の眼の視力が0.02以下のもの

聴覚障害・平衡機能障害

1級	2級	3級	4級	5級	6級
	両耳の聴力レベルがそれぞれ100dB以上のもの	両耳の聴力レベルがそれぞれ90dB以上のもの	①両耳の聴力レベルがそれぞれ80dB以上のもの　②両耳による普通話声の最良の語音明瞭度が50%以下のもの		①両耳の聴力レベルが70dB以上のもの　②一側耳の聴力レベルが90dB以上、他側耳の聴力レベルが50dB以上のもの
		平衡機能の極めて著しい障害		平衡機能の著しい障害	

音声機能・言語機能・咀嚼機能障害

1級	2級	3級	4級	5級	6級
		音声機能、言語機能または咀嚼機能の喪失	音声機能、言語機能または咀嚼機能の著しい障害		

肢体不自由　※7級に該当する障害が2つ以上重複する場合は6級とする。

	1級	2級	3級	4級	5級	6級	7級
上肢	①両上肢の機能を全廃したもの ②両上肢を手関節以上で欠くもの	①両上肢の機能の著しい障害 ②両上肢のすべての指を欠くもの ③一上肢を上腕の1/2以上で欠くもの ④一上肢の機能を全廃したもの	①両上肢の親指および人差し指を欠くもの ②両上肢の親指および人差し指の機能を全廃したもの ③一上肢の機能の著しい障害 ④一上肢のすべての指を欠くもの ⑤一上肢のすべての指の機能を全廃したもの	①両上肢の親指を欠くもの ②両上肢の親指の機能を全廃したもの ③一上肢の肩関節、肘関節または手関節のうち、いずれか一関節の機能を全廃したもの ④一上肢の親指および人差し指を欠くもの ⑤一上肢の親指および人差し指の機能を全廃したもの ⑥親指または人差し指を含めて一上肢の三指を欠くもの ⑦親指または人差し指を含めて一上肢の三指の機能を全廃したもの ⑧親指または人差し指を含めて一上肢の四指の機能の著しい障害	①両上肢の親指の機能の著しい障害 ②一上肢の肩関節、肘関節または手関節のうち、いずれかの一関節の機能の著しい障害 ③一上肢の親指を欠くもの ④一上肢の親指の機能を全廃したもの ⑤一上肢の親指および人差し指の機能の著しい障害 ⑥親指または人差し指を含めて一上肢の三指の機能の著しい障害	①一上肢の親指の機能の著しい障害 ②人差し指を含めて一上肢の二指を欠くもの ③人差し指を含めて一上肢の二指の機能を全廃したもの	①一上肢の機能の軽度の障害 ②一上肢の肩関節、肘関節または手関節のうち、いずれか一関節の機能の軽度の障害 ③一上肢の手指の機能の軽度の障害 ④人差し指を含めて一上肢の二指の機能の著しい障害 ⑤一上肢の中指、薬指および小指を欠くもの ⑥一上肢の中指、薬指および小指の機能を全廃したもの

肢体不自由　※７級に該当する障害が２つ以上重複する場合は６級とする。

		1級	2級	3級	4級	5級	6級	7級
下肢		①両下肢の機能を全廃したもの	①両下肢の機能の著しい障害	①両下肢をショパール関節以上で欠くもの	①両下肢のすべての指を欠くもの	①一下肢の股関節または膝関節の機能の著しい障害	①一下肢をリスフラン関節以上で欠くもの	①両下肢のすべての指の機能の著しい障害
		②両下肢を大腿の1/2以上で欠くもの	②両下肢を下腿の1/2以上で欠くもの	②一下肢を大腿の1/2以上で欠くもの	②両下肢のすべての指の機能を全廃したもの	②一下肢の足関節の機能を全廃したもの	②一下肢の足関節の機能の著しい障害	②一下肢の機能の軽度の障害
				③一下肢の機能を全廃したもの	③一下肢を下腿の1/2以上で欠くもの	③一下肢が健側に比して5cm以上または健側の長さの1/15以上短いもの		③一下肢の股関節、膝関節または足関節のうち、いずれか一関節の機能の軽度の障害
					④一下肢の機能の著しい障害			④一下肢のすべての指を欠くもの
					⑤一下肢の股関節または膝関節の機能を全廃したもの			⑤一下肢のすべての指の機能を全廃したもの
					⑤一下肢が健側に比して10cm以上または健側の長さ1/10以上短いもの			⑤一下肢が健側に比して3cm以上または健側の長さの1/20以上短いもの
体幹		体幹の機能障害により座っていることができないもの	①体幹の機能障害により坐位または起立位を保つことが困難なもの	体幹の機能障害により歩行が困難なもの		体幹の機能の著しい障害		
			②体幹の機能障害により立ち上がることが困難なもの					
乳幼児期以前の非進行性の脳病変による運動機能障害		不随意運動・失調等により上肢を使用する日常生活動作がほとんど不可能なもの	不随意運動・失調等により上肢を使用する日常生活動作が極度に制限されるもの	不随意運動・失調等により上肢を使用する日常生活動作が著しく制限されるもの	不随意運動・失調等により社会での日常生活活動が著しく制限されるもの	不随意運動・失調等による上肢の機能障害により社会での日常生活活動に支障があるもの	不随意運動・失調等により上肢の機能の劣るもの	上肢に不随意運動・失調等を有するもの
		不随意運動・失調等により歩行が不可能なもの	不随意運動・失調等により歩行が極度に制限されるもの	不随意運動・失調等により歩行が家庭内での日常生活に制限されるもの	不随意運動・失調等により社会での日常生活活動が著しく制限されるもの	不随意運動・失調等により社会での日常生活活動に支障があるもの	不随意運動・失調等により移動機能の劣るもの	下肢に不随意運動・失調等を有するもの

心臓・腎臓・呼吸器・膀胱・直腸・小腸・免疫・肝臓の機能の障害

	1級	2級	3級	4級	5級	6級
心臓	心臓の機能の障害により自己の身辺の日常生活活動が極度に制限されるもの		心臓の機能の障害により家庭内での日常生活活動が著しく制限されるもの	心臓の機能の障害により社会での日常生活活動が著しく制限されるもの		
腎臓	腎臓の機能の障害により自己の身辺の日常生活活動が極度に制限されるもの		腎臓の機能の障害により家庭内での日常生活活動が著しく制限されるもの	腎臓の機能の障害により社会での日常生活活動が著しく制限されるもの		
呼吸器	呼吸器の機能の障害により自己の身辺の日常生活活動が極度に制限されるもの		呼吸器の機能の障害により家庭内での日常生活活動が著しく制限されるもの	呼吸器の機能の障害により社会での日常生活活動が著しく制限されるもの		
膀胱または直腸	膀胱または直腸の機能の障害により自己の身辺の日常生活活動が極度に制限されるもの		膀胱または直腸の機能の障害により家庭内での日常生活活動が著しく制限されるもの	膀胱または直腸の機能の障害により社会での日常生活活動が著しく制限されるもの		
小腸	小腸の機能の障害により自己の身辺の日常生活活動が極度に制限されるもの		小腸の機能の障害により家庭内での日常生活活動が著しく制限されるもの	小腸の機能の障害により社会での日常生活活動が著しく制限されるもの		
免疫	ヒト免疫不全ウイルスによる免疫の機能の障害により日常生活がほとんど不可能なもの	ヒト免疫不全ウイルスによる免疫の機能の障害により日常生活が極度に制限されるもの	ヒト免疫不全ウイルスによる免疫の機能の障害により日常生活が著しく制限されるもの（社会での日常生活活動が著しく制限されるものを除く）	ヒト免疫不全ウイルスによる免疫の機能の障害により社会での日常生活活動が著しく制限されるもの		
肝臓	肝臓の機能の障害により日常生活活動がほとんど不可能なもの	肝臓の機能の障害により日常生活活動が極度に制限されるもの	肝臓の機能の障害により日常生活活動が著しく制限されるもの（社会での日常生活活動が著しく制限されるものを除く）	肝臓の機能の障害により社会での日常生活活動が著しく制限されるもの		

4 身体障害を呈する疾患と口腔

おぼえよう

①脳性麻痺では、原始反射の残存や不随意運動など異常な運動パターンは、姿勢緊張調整パターン（ボバースの反射抑制体位）をとらせることにより軽減できる。

②筋ジストロフィーでは、全身および口腔機能に合わせ、歯科医療の面だけでなく、QOLを維持するために生活全体を支援していく必要がある。

③内部障害とは、わが国では身体障害者福祉法に定められた7疾患を指す。

④視覚・聴覚障害では、障害されていない感覚を利用してコミュニケーションを図る。

⑤症候群のなかには、さまざまな顎・顔面・口腔領域に特徴を有するものがある。

1 脳性麻痺

1）概要

脳性麻痺（CP：cerebral palsy）は、「受胎から新生児期（生後4週間以内）までの間に生じた脳の非進行性病変に基づく、永続的なしかし変化しうる運動および姿勢の異常である。その症状は満2歳までに発現する。進行性疾患や一過性運動障害または将来正常化するであろうと思われる運動発達遅滞は除外する。」（厚生省脳性麻痺研究会（1968））と定義されている。

発生率は、医療技術の進歩により減少傾向にあったが、1981年以降は人工換気医療の導入などによる周産期医療のさらなる向上[1]により、1,000出生あたり約1.4に増加している。

発症要因は、出生前では早産、低出生体重、子宮内感染、多胎、胎盤機能不全、周産期では、新生児仮死、帝王切開、高・低血糖、脳室周囲白質軟化症、脳室内出血、脳出血など、出生後では、感染、痙攣、高ビリルビン血症などである。

脳性麻痺

2）症状・特徴

（1）全身症状と分類

脳の障害部位や程度により四肢・体幹の運動障害を呈する。さらに、視覚障害、聴覚障害、知的能力障害、認知障害、言語障害、行動異常、てんかんなどを合併する。二次障害として、四肢体幹の変形、拘縮、変形性関節症、股関節脱臼、脊柱側彎、胸郭変形などがみられる。脊柱側彎、胸郭変形が強いと呼吸器、消化器、循環器系の疾患を発症する[2]。また、緊張性迷路反射や非対称性緊張性頸反射などの原始反射（図1）が残存していることが多い。

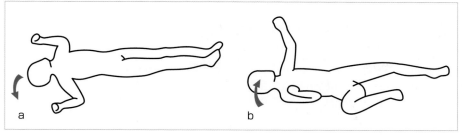

図1　原始反射
a：緊張性迷路反射。仰臥位で首の支持がなくなると弓なりにそる。
b：非対称性緊張性頸反射。顔が向いたほうの上下肢が伸展し、反対側が屈曲する。

①脳の障害部位と症状による分類

　　痙直型、アテトーゼ型、失調型、低緊張（弛緩）型、強剛（固縮）型、混合型などに分けられる（表1）。ただし、どの型も多くは他の型の病態を伴っている。痙直型が最も多く、アテトーゼ型は、黄疸の予防と早期治療が可能となり減少している[3]。

	痙直型
	アテトーゼ型
	失調型
	低緊張（弛緩）型
	強剛（固縮）型

表1　脳の障害部位と症状による分類

分類	病態
痙直型 【大脳皮質の障害】	錐体路障害により筋緊張の亢進、痙性麻痺（腱反射の亢進、ジャックナイフ現象、はさみ歩行）、変形・拘縮が起こりやすい。
アテトーゼ型 【中脳、大脳基底核の障害】	錐体外路障害により顔面、四肢の不随意運動が起こり、姿勢の保持が困難である。知的能力障害を伴うことは少ない。
失調型 【小脳の障害】	協調運動および平衡機能障害により、姿勢保持・歩行が不安定で、筋緊張の低下がみられる。
低緊張（弛緩）型	筋緊張の低下を主徴とする。
強剛（固縮）型	錐体外路障害の症状である鉛管現象がみられる。
混合型	錐体路障害と錐体外路障害が混在している。

ジャックナイフ現象

筋を受動的に伸展させると最初は強い抵抗があるが、その後折りたたみナイフ（ジャックナイフ）のように急に抵抗が弱くなる現象。

鉛管現象

関節を受動的に曲げようとすると終始一様な抵抗がある。

②麻痺の部位による分類

　　一肢だけの単麻痺、左右いずれかが麻痺した片麻痺、三肢が麻痺した三肢麻痺、上下肢とも麻痺するが、下肢の麻痺がやや強い両麻痺、左右の上下肢とも麻痺した四肢麻痺などに分けられる。

	単麻痺
	片麻痺
	三肢麻痺
	両麻痺
	四肢麻痺

（2）口腔症状

　脳性麻痺にみられる口腔症状を表2に示す。筋緊張や不随意運動による姿勢運動機能の異常から、歯列・咬合の不正、咬耗（図2）、口腔機能の障害などがみられる。また、治療や口腔清掃が困難になり、う蝕や歯周病の罹患率が高い。

不随意運動

本人の意思とは無関係に身体に異常な運動が起きること。

3）歯科的な問題点と必要な配慮

　運動障害の状態や知的能力障害や合併症の有無、コミュニケーションの方法を把握することが必要である。

　原始反射の残存や不随意運動などの姿勢運動機能の異常な運動パターンを呈

表2　脳性麻痺にみられる口腔症状

部位	口腔症状
歯	・う蝕（治療困難で未処置歯と喪失歯が多い） ・エナメル質形成不全（栄養障害による） ・歯の咬耗、摩耗（くいしばり、歯ぎしり：アテトーゼ型＋＋＋、痙直型＋＋） ・歯の外傷（転倒、食具、てんかん発作）
歯周・軟組織	・歯肉炎・歯周炎（自浄作用の低下、清掃不良） ・線維性歯肉増殖（抗てんかん薬の副作用） ・頰粘膜や口唇の咬傷 ・舌突出、口唇閉鎖不全
歯列・咬合	・狭窄歯列弓（口呼吸、筋緊張不調和） ・外傷性咬合（異常な顎運動） ・両側性平衡咬合（アテトーゼ型） ・開咬、上顎前突（痙直型） ・過蓋咬合、鋏状咬合、下顎前舌側傾斜 ・狭口蓋
その他	・摂食機能障害（過開口、咀嚼機能障害、舌突出型嚥下） ・開口保持困難 ・咬反射の残存 ・過敏の残存 ・構音障害

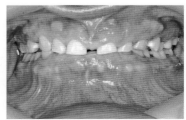

図2　脳性麻痺にみられる歯の著しい咬耗

する場合には、姿勢緊張調整パターンであるボバース（Bobath）の反射抑制体位（図3）をとらせる。治療いすの背板を少し立て、適宜、タオルや三角クッションなどを用いて、頭部と肩甲帯を前屈させ、肘関節、股関節、膝関節を屈曲させる。さらに、ユニットを後方へチルトし、上体が不安定な場合は、マジックベルトなどで治療いすに骨盤部を固定すると治療しやすくなる。また、チルト機能付き車椅子では、チルトして歯科治療を行うことで、体幹の安定性が保て、異常な運動パターンが抑制でき有用なことがある（図4）。

　緊張の緩和、驚愕反射の防止を図るためには静かな環境での診療が望ましい。口腔内に不用意にミラー、開口器などの器具を挿入すると、咬反射を誘発し、歯の破折、脱臼を起こすことがあるため注意が必要である。不意の体動の際の誤飲・誤嚥の防止にラバーダムは重要である。安全が確保できない場合には、精神鎮静法や全身麻酔法も考慮する（5章「4 薬物を用いた行動調整時の診療補助」参照）。

姿勢緊張調整パターン
反射抑制体位

驚愕反射
本人が予期しない刺激により体動や反り返りが生じる反射

咬反射
口腔内に物が触れることにより、瞬間的に嚙み締めてしまう反射。

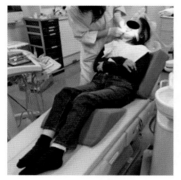

図3　ボバースの反射抑制体位
笑気吸入鎮静法下での対応。

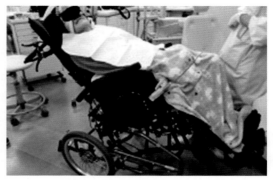

図4　チルト機能付き車椅子での対応
笑気吸入鎮静法下でのSpO₂モニタリングの様子。

❷ 筋ジストロフィー

1）概要

　筋ジストロフィー（muscular dystrophy）は、骨格筋の壊死・変性と再生を繰り返し、再生が壊死を代償するに至らず、次第に筋萎縮と筋力低下が進行していく遺伝性筋原性疾患の総称である。運動機能障害が主症状であるが、骨格筋のみならず平滑筋の障害により、多臓器が侵される全身疾患である。死亡原因は人工呼吸療法の導入により呼吸不全が減少し、心不全が最も多い。

筋ジストロフィー

Duchenne 型
Becker 型
福山型
筋強直性

2）症状・特徴

　日本において発症頻度が高いジストロフィン異常症（Duchenne（デュシェンヌ）型〈DMD〉、Becker 型〈BMD〉[4]、福山型〈FCMD〉、筋強直性〈DM〉[5]）の遺伝形式、発症年齢、頻度、全身症状、口腔関連症状を表3に示す。

　口腔症状としては、口唇閉鎖不全、咀嚼機能の低下、舌の仮性肥大による歯列弓の拡大、歯軸の唇側傾斜、下顎角の開大、開咬（図5）を高い頻度で認めるが、病型などで特徴が異なる。

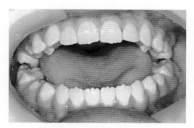

図5　福山型先天性筋ジストロフィーにみられる開咬
13歳女児。第1大臼歯のみで咬合。

3）歯科的な問題点と必要な配慮

　乳幼児から総合的な口腔管理と QOL を維持するために生活全体を支援していく必要がある。歯科治療時は、側彎などの姿勢異常、呼吸機能、心機能の低下などの病状の進行に合わせ適切な体位をとる。側彎が著しい場合は、タオルなどで姿勢を安定させ、機能低下がある場合は基本的に仰臥位を避ける。必要に応じて医科主治医と連携し、モニタリングによる呼吸、循環動態の管理を行い、誤嚥に対するリスク管理を十分行う。また、人工呼吸器を使用している患者に対しては、医療機器との併用における誤作動に注意が必要である。人工呼吸器周辺では発火炎上のおそれから、電気メスや火気を近づけない。

表3　筋ジストロフィーの病型

疾患名	遺伝形式	発症年齢・頻度	全身症状	口腔関連症状
Duchenne 型（DMD）	X 連鎖性劣性遺伝	2～5歳 4～5/10万人	Gowers 徴候、下腿の仮性肥大、歩行困難（10～12歳）、四肢関節拘縮と脊柱側彎	口唇閉鎖不全、咀嚼力低下、前方・側方開咬、舌の仮性肥大、嚥下障害
Becker 型（BMD）	X 連鎖性劣性遺伝	5～15歳 5/10万人	病態・病状は DMD と同様だが、発症が遅く、症状の進行も緩徐	DMD と同様だが、症状の進行は緩徐
福山型先天性（FCMD）	常染色体劣性遺伝	0～8か月 2.9/10万人	Floppy infant、多小脳回、知的障害（IQ30～50）、歩行障害、てんかん（50%）	哺乳力の低下、舌の仮性肥大 下顎歯列幅径の増大、開咬、摂食嚥下障害（20歳以降）
筋強直性（筋緊張性）1型（DM1）	常染色体優性遺伝	10～30歳代 5～10/10万人	筋強直	開咬、臼歯部交叉咬合、上顎歯列狭窄、高口蓋、舌と口輪筋の低緊張

③ その他の肢体不自由

1）骨形成不全症

骨形成不全症（OI：osteogenesis imperfecta）は、Ⅰ型コラーゲンの産生と成熟異常によって、骨格、靱帯（じんたい）、皮膚、強膜、象牙質の形成不全を特徴とし、骨粗鬆症、易骨折と進行性の骨変形が主な症状である。骨系統疾患国際分類ではⅠ～Ⅴ型、その他の型に分類される。Ⅰ型は常染色体優性遺伝、発生頻度は2万～2万5千人に1人で最も多い。

臨床症状は、骨の脆弱性（ぜいじゃくせい）と変形に加え、青色強膜（せいしょくきょうまく）、象牙質形成不全、皮膚靱帯弛緩（そうぼうべんいつだつ）、僧帽弁逸脱や大動脈拡張などの心血管異常、難聴などがみられる。乳歯、永久歯とも、歯冠色はオパール様の琥珀色、黄褐色を呈し、エナメル・象牙境が脆弱なため、咬合によりエナメル質が容易に剝がれる。エックス線写真上では、増齢に伴い象牙質が形成され、徐々に歯髄腔が狭窄・消失する。歯根は短く細いため、歯頸部で狭窄を認める。上顎の劣成長による相対的な反対咬合、開咬を呈することが多い。

易骨折性や四肢、脊柱の変形があるので、移乗時の衝撃や安定した姿勢が保てるように注意する。

2）二分脊椎

二分脊椎（spina bifida）は、脊柱管の一部の形成が不完全となり、脊髄神経の一部が露出し、さまざまな神経障害を呈する。出生時に外表に神経組織の露出あり、明らかな皮膚欠損を伴う顕在性（脊髄髄膜瘤（せきずいずいまくりゅう））と、外表に神経組織の露出がなく、ほぼ正常な皮膚に覆われ、成長とともに神経症状が出現する潜在性（脊髄脂肪腫（せきずいしぼうしゅ））がある。

合併症として膀胱直腸障害（排尿、排便の障害）や、下肢の障害（運動障害、感覚障害、変形）などが出現する。特に顕在性ではキアリ奇形による呼吸・嚥下障害や水頭症を伴うことが多い[6]。発生頻度は1万人に5～6人程度である。口腔内に特有な所見はないが、てんかんを合併する場合、抗てんかん（抗けいれん）薬による歯肉増殖がみられることがある。

下肢や脊椎の変形等に対する姿勢の配慮、水頭症のシャント術が行われている場合はチューブの圧迫、変形への注意、呼吸・嚥下障害がある場合は呼吸管理やバキューム操作に注意する。

（小松知子）

骨形成不全症

骨粗鬆症
易骨折

象牙質形成不全

二分脊椎

キアリ奇形
小脳および延髄が大後頭孔から脱出し脊柱管内に陥入した状態。

文献

1）竹下研三：日本における脳性麻痺の発生―疫学的分析と今後の対策―；リハビリテーション研究　STUDY OF CURRENT REHABILITATION 60, 43-48. 1989.
2）Novak L., Hines M., et al.:Clinical pronostic messages from a systematic review on cerebral palsy; Pediatrics 130, e1285-1312. 2012.

3）Nakamura H., Yonetani M., Uetani Y., et al.: Determination of serum unbound bilirubin for prediction of kernicterus in low birth weight infants; Acta Paediatr Jpn 54, 642-647, 1992.
4）日本神経学会，日本小児神経学会，国立精神・神経医療研究センター監修：デュシェンヌ型筋ジストロフィー診療ガイドライン 2014，2014.
5）日本神経学会監修　筋強直性ジストロフィー診療ガイドライン編集委員会編集：筋強直性筋ジストロフィー診療ガイドライン 2020，2020.
6）伊達裕昭，伊藤千秋：二分脊椎症における外来診療体制　－現状と今後の二分脊椎外米のあり方－．小児の脳神経 28，94-98，2003.

4 重症心身障害

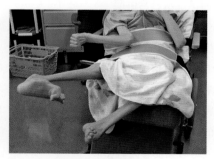

重症心身障害
SMID (severe motor and intellectual disabilities)

1）重症心身障害とは

重度の肢体不自由と重度の知的能力障害が重複していることをいう福祉行政上の概念であり、疾患名ではない。

原因は、脳性麻痺と同様に、出生前では遺伝子異常、脳形成異常など、出生後は髄膜炎・脳炎後遺症、頭部外傷などであるが、出生時の低酸素脳症や新生児仮死などが最も多い。

発生率は 1,000 出生に 1 人前後といわれる。近年、気管切開、呼吸管理、経管栄養などの医療的ケアが日常的に必要な障害児に対し、超重度障害児（超重症児）という言葉も使われる。

2）臨床症状と合併症

福祉行政に用いられる大島の分類[1]（図6）の 1～4、すなわち、短時間座れる程度、知的能力障害は重度の状態である。四肢の変形拘縮、脊柱側彎や股関節脱臼がみられ、易骨折性である（図7）。

			IQ
21	22	23	24	25	80
					70
20	13	14	15	16	
					50
19	12	7	8	9	
					35
18	11	6	3	4	
					20
17	10	5	2	1	
					0
走れる	歩ける	歩行障害	座れる	寝たきり	

図6　大島の分類
横軸に移動機能レベル、縦軸に IQ を用い、1～4 を重症心身障害としている。（大島一良：重症心身障害の基本的問題．公衆衛生 1971；35（11）：648-655.）

図7　重症心身障害の拘縮

てんかんが高頻度で（60～70％）合併する。多剤服用でもコントロール困難な難治性てんかんが多い。呼吸器疾患の合併も多く、誤嚥のため経管栄養となることも多い。腸閉塞、逆流性食道炎などの消化器疾患、視覚障害・聴覚障

難治性てんかん
経管栄養

視覚障害
聴覚障害

害の合併や、自傷の頻度も高い。このように、多数の障害があるため、急激な全身状態の悪化を起こしやすい。

3）重症心身障害の口腔

　基本的に脳性麻痺と同様で、う蝕や歯周病のリスクは高いが、低年齢から医学的管理を受け、適切な口腔管理が行われれば、う蝕や歯周疾患の罹患率も高くはない。胃食道逆流症がある場合は、酸蝕症を認める。経管栄養では咬合面におよぶ歯石沈着を認めることがある。

胃食道逆流症
酸蝕症

4）歯科的問題点と必要な配慮

　呼吸および循環障害のリスクが高いので、モニタリングと同時に、気道確保に留意する。特に、嚥下障害のある場合は、唾液でもむせることが多く、反射低下による不顕性誤嚥もあるので、適切な吸引と体位に注意する。

むせ
不顕性誤嚥

　易骨折性であるため、診療台への移乗、抑制に注意する。口腔周囲の過敏には、脱感作も重要である。

脱感作

❺ 感覚器障害

感覚器障害
sensory disorders
視覚障害

1）視覚障害

（1）視覚障害とは

　視覚機能（視力、視野、色覚、光覚、眼球運動など）が永続的に低下した状態。先天的または周産期の原因（奇形、網膜色素変性症、未熟児網膜症など）より、後天的な原因（緑内障、糖尿病性網膜症など）が多い。

（2）臨床症状と合併症

　全く、もしくはほとんど見えない人（両眼視力の和がおおむね0.02未満）を盲、日常生活が困難な人（同おおむね0.3未満）を弱視とすることが多い。脳性麻痺やDown症候群で視覚障害を合併することがある。

（3）視覚障害者の口腔

　障害自体の特徴的な口腔症状はないが、口腔を視覚的に確認しにくいため、二次的にう蝕や歯周疾患のリスクが高く、重症化しやすい。転倒などによる前歯部外傷の頻度も高い。

（4）歯科的問題点と必要な配慮

　入室前に、患者動線の機械器具類を整理し、転倒防止や安全確保を行う。誘導時は視覚障害者の半歩前に立ち、誘導者の肩や腕につかまってもらって誘導する。周囲の状況や処置、使用器具などの理解に時間を要するので、丁寧に対応する。診療台の背板を倒す際や器具の使用時も、そのつど声かけを行う。

　視覚の代わりに聴覚・触覚が発達していることが多いので、自身の口腔や模型を触ってもらいながら説明する。歯磨きの動きは手を添えて指導する。

2）聴覚障害

（1）聴覚障害とは

　音を伝える経路である外耳と中耳に原因があるために音が小さく聞こえる伝音性と、内耳から奥の聴覚神経や脳へ至る神経回路に問題があるために音が歪んで聞こえる感音性に分類される。

　身体障害者福祉法では、両耳の聴力レベルが70dB（デシベル）以上（大声の会話が理解不能）を聴覚障害としているが、40dB以上（通常会話で不便を感じる）でも補聴器の適応とされる。

　原因は奇形や遺伝性などの先天的な原因と、ウイルスや薬物、突発性、老人性、腫瘍性などの後天的な原因がある。

（2）臨床症状と合併症

　小児期から聴力がほぼない場合は聾者と呼び、手話を使うことが多いのに対し、聴力低下により補聴器を使う難聴者、音声言語を獲得した後に聞こえなくなった中途失聴者と区別することもある。しかし、先天性または言語機能形成期に聴覚を消失または低下した場合でも、昨今、人工内耳や補聴器、早期療育により、発話障害は軽減している。

　口蓋裂では、滲出性中耳炎による難聴がみられることがある。先天性風疹症候群、Down症候群、脳性麻痺でも高率に難聴を合併する。

（3）聴覚障害の口腔

　障害自体の特徴的な口腔症状はないが、コミュニケーションが困難なために受診機会が減り、二次的に未処置歯や喪失歯が多い場合がある。

（4）歯科的問題点と必要な配慮

　補聴器装着時でも、患者の視線を確認してから声かけを行い、可能であればマスクを外し、唇の動きを示しながら、ゆっくり、はっきり話す。大声は音が割れて聞き取りにくく、プライバシーの問題もあるので注意する。器具や鏡、写真、模型、エックス線写真などを用い、筆談や手話、指を使ったサインや音声変換アプリなどを駆使したトータルコミュニケーションを図る。

3）先天性無痛症

　先天性の全身性無痛覚を特徴とする疾患で、無発汗を伴う先天性無痛無汗症と無発汗を伴わない先天性無痛症がある。先天性無痛無汗症は知的能力障害を伴ない、日本に多く、200例ほどと推定されている。

　無痛覚により、骨折・脱臼・熱傷などの外傷の診断が遅れ、また、反復することから歩行困難となることも多い。無発汗では、高体温を生じやすい。

　歯科的には、歯の萌出に伴い、指や舌、口唇の咬傷が必発する（図8）。過度の咬合や手指による歯の脱臼や自己抜歯もみられる。口腔外傷予防のため、早期から保護床を装着する必要がある。また、歯髄炎から骨炎などに拡大する例もあるので、う蝕予防処置も含めた長期管理を継続する。

聴覚障害

伝音性

感音性

補聴器

聾
難聴
中途失聴

先天性風疹症候群

トータルコミュニケーション

先天性無痛無汗症

先天性無痛症

咬傷

保護床

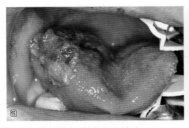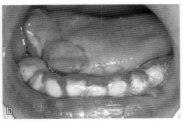

図8　先天性無痛症の口腔内
a：乳臼歯萌出による舌咬傷　b：保護床装着による治癒傾向

4）平衡機能障害

平衡機能障害

　内耳を中心とする末梢性、または中枢性原因のほか、糖尿病や循環器障害などにより、身体のバランスを保つことが困難な状態で、自覚的にはめまいを感じることも多い。女性および高齢者に多い。転倒による歯や口腔の外傷の頻度が高く、診療室内でも誘導、体位変換に注意する。

めまい

5）味覚障害

味覚障害

　薬剤や口腔乾燥、貧血、亜鉛欠乏、全身疾患、ウイルス、加齢や外傷などが原因で、味覚異常または消失が起こったもの。一般に、原因疾患の精査・治療、薬剤の変更、亜鉛製剤や鉄剤の投与などが行われるが、消化管での吸収障害の場合もある。

亜鉛欠乏

（大島邦子）

文献
1）大島一良：重症心身障害の基本的問題．公衆衛生 1971；35（11）：648-655.
2）五味重春 編：リハビリテーション医学全書15 脳性麻痺（第2版）, 41-43, 医歯薬出版. 2005.

6　内部障害

1）概要

内部障害
心臓機能障害
腎臓機能障害
呼吸器機能障害
膀胱・直腸機能障害
小腸機能障害
肝臓機能障害

　内部障害は世界保健機構（WHO）によって提唱された国際障害分類の機能障害に属し、日本では、身体障害者福祉法に定められた心臓機能障害、腎臓機能障害、呼吸器機能障害、膀胱・直腸機能障害、小腸機能障害、肝臓機能障害、ヒト免疫不全ウイルスによる免疫機能障害（HIV 感染症）の7疾患を指す。現在、障害者も高齢化が進んだことから、内部障害とその他の障害を併せ持つ重複障害が増加している。

2）心臓機能障害

　虚血性心疾患、弁膜症、高度の不整脈あるいは先天性心疾患等により心機能が低下（心不全症状等）し、日常生活活動が著しく制限された状態。

（1）歯科的問題点

　循環予備力が低いため、歯科治療ストレスで循環調節の破綻と呼吸苦をきたしやすい。観血処置や歯周疾患により口腔内細菌を原因とした感染性心内膜炎、それに続く敗血症など致死的な感染症を誘発する危険性がある。原疾患に対して抗血栓療法を行っている場合は出血傾向を示す。

（2）対応

　処置ストレスへの耐性を NYHA 心機能分類や心肺運動負荷試験などで評価を行う。歯科治療中は、血圧、脈拍、経皮的動脈血酸素飽和度（SpO₂）などのモニタリングを行い、顔色、唇の色、呼吸状態にも注意する（６章「３全身管理の実際」参照）。先天性心疾患や人工弁置換患者などでは、術前に抗菌薬の予防投与が必要なことがある。日常の口腔内細菌の感染を防ぐために口腔衛生管理・指導が重要である。抗血小板薬や抗凝固薬を服用している場合は、観血処置後に十分な止血を確認する。

３）呼吸器機能障害

　肺気腫、慢性気管支炎、あるいは肺結核後遺症等により肺機能が低下することでガス（O_2-CO_2）交換が妨げられ、日常生活活動が著しく制限された状態。

（1）歯科的問題点

　呼吸予備力が低く、歯科治療ストレスで呼吸状態の破綻をきたしやすい。気管支喘息患者では歯科治療に関連する刺激で発作を喘息誘発しやすい。慢性呼吸不全の患者は、在宅酸素療法による口腔乾燥症を呈する。ステロイド療法により易感染性となっている可能性がある。

（2）対応

　処置ストレスに耐えうるか Hugh-Jones の分類や肺機能検査などで呼吸機能評価を行う。治療中は血圧、脈拍、SpO₂ などのモニタリングを行うとともに、顔色、胸腹部の動き、呼吸音により継続的に呼吸状態を確認する。SpO₂ が低下する場合は酸素投与を行うが、慢性呼吸不全の患者のように常に SpO₂ が低い場合には高流量の酸素投与による CO_2 ナルコーシスに注意する（笑気吸入鎮静法も注意が必要）。低酸素状態を回避するため、呼吸のしやすい姿勢をとり、必要であれば適宜休憩する。咽頭への刺激で分泌物が増加するので確実なバキューム操作を心がける。口腔乾燥を認める患者には保湿等の適切な口腔ケアが必要である。喘息発作が起こりやすい状況と対処法を確認する。

４）腎機能障害

　腎臓が腎炎、高血圧、糖尿病等により障害を受け、老廃物の排泄、電解質の調節などの腎機能が低下し、日常生活活動が著しく制限された状態。

（1）歯科的問題点

　腎機能低下が長期にわたると腎性高血圧や心血管疾患、心不全を合併する頻

重複障害の定義

知的障害、精神障害、高次機能障害、身体障害、内部障害のうち、２つ以上を併せ持つ場合（厚生労働省）、あるいは知的障害、視覚障害、聴覚障害、肢体不自由、病弱・虚弱のうち、２つ以上を併せ持つ場合（学校教育法）。

NYHA 心機能分類

日常生活における身体活動制限から心機能を評価するために New York 心臓協会が提唱した分類（p.97 参照）。

心肺運動負荷試験（CPX）

循環動態を正常に維持できる運動強度（MET s）を評価したもので、４METs 以上で通常の診療が可能となる（p.97 参照）。

先天性心疾患

Hugh-Jones の分類
肺機能検査

CO_2 ナルコーシス

度が高い。ステロイド療法により免疫機能低下、創傷治癒不全が起こりやすい。カルシウムの代謝異常から骨折しやすく、骨粗鬆症予防のためにビスホスホネートを使用している場合がある。透析を行っている場合、貧血、出血傾向を示す。歯科で使用頻度が高い薬剤には腎障害の原因となる薬剤が多い免疫抑制剤であるシクロスポリン A の服用による歯肉増殖症を認めることがある。

ビスホスホネート

（2）対応

　治療中は血圧、脈拍、SpO₂ などのモニタリングを行い、合併症に対しても注意する。ステロイド継続下で処置を行い、感染防止に努める。抗血小板薬、抗凝固薬を服用している場合は、観血処置後に十分な止血を確認する。NSAIDs や腎排出性の抗菌薬（β ラクタム系など）は避ける。透析患者の歯科治療は透析の翌日に行う。

（岡田芳幸）

7　口腔・顔面の奇形

　口腔・顔面の奇形を有する場合は、奇形に対する形成・修正手術が適時に行われるため、医科・歯科の主治医との連携をとりながら口腔衛生管理を行なっていく必要がある。また、言語聴覚士へ構音障害に対する言語訓練を、矯正歯科医に不正咬合の治療を依頼したりなど、出生時から成人に至るまで他科・多職種によるチームアプローチが必要である。

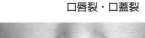
口唇裂・口蓋裂

1）口唇裂・口蓋裂

　口唇や歯槽、口蓋に、胎生時の一次口蓋、二次口蓋の癒合不全に起因する片側性もしくは両側性の披裂が存在する。審美障害、**哺乳障害**、**構音障害**などのほか、滲出性中耳炎、歯の先天欠如、歯の位置不正、上顎骨の劣成長に起因する反対咬合などを呈する（図9、図 10）。口唇裂・口蓋裂の頻度は人種により異なるが、日本人などのアジア人における出生頻度は約 600 人に 1 人。

　口蓋裂を有する患児には、哺乳障害への対応と上顎の発育誘

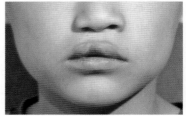
図9　口唇口蓋裂
鼻翼と上唇の変形を認める。

哺乳障害
構音障害
ホッツ床
言語訓練

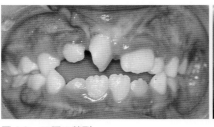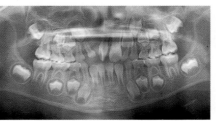
図 10　口唇口蓋裂
上顎前歯部の口腔前庭に手術の瘢痕と前歯の捻転、エックス線写真より 2| の先天性欠如と同部に顎裂を認める。

導のため、生後すぐにホッツ（Hotz）床を装着する。一般的に、口唇形成手術は生後 3 〜 6 か月で、口蓋形成手術は生後 1.5 〜 2 歳頃に行われる。鼻咽腔閉鎖機能不全や構音障害を有するときは言語訓練が必要となる。歯列不正や低年齢からの床装置の使用により、口腔内の不潔域が増加するため、早期からの口腔衛生管理が重要となる。また、不正咬合に対しては矯正歯科治療を考慮する。

2）ロバン連鎖（ピエールロバン Pierre Robin 症候群）

　小下顎あるいは下顎の後退と舌根沈下、吸気性の気道閉鎖を三主徴とする。顔貌は下顎の後退に伴う鳥貌を呈し、呼吸困難やチアノーゼ、口蓋裂、不正咬合などの症状を認める。出生頻度は約 1 万人に 1 人。歯科治療の際は気道の確保に留意し、必要に応じて呼吸状態のモニタリングを行う。

ロバン連鎖（ピエールロバン症候群）
小下顎
舌根沈下
気道閉鎖

3）トリチャー・コリンズ（Treacher Collins）症候群

　第一鰓弓の発達障害によって起こる頬部、下顎および聴覚器（外耳、中耳まれに内耳）の低形成を主症状とする症候群。垂れ下がった目尻（眼瞼裂斜下）、頬骨の低形成、小下顎症、耳介奇形、外耳道閉鎖、伝音難聴、口蓋裂・高口蓋、不正咬合などの症状を認める（図 11）。出生頻度は約 1 万人に 1 人。歯科治療時には小下顎症に伴う気道閉塞に注意し、難聴への対応も考慮する。

トリチャー・コリンズ症候群
小下顎症
伝音難聴

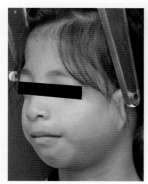
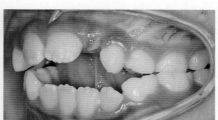

図 11　トリチャー・コリンズ症候群
小下顎症による鳥貌と耳介の奇形、外耳道の閉鎖と開咬を伴う上顎前突を認める。

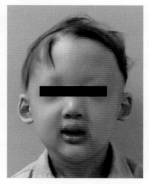

図 12　無（減）汗型外胚葉異形成症
4 歳男児。まばらな頭髪と眉毛を認める。

4）無（減）汗型外胚葉異形成症

　外胚葉に関連する器官（皮膚、毛髪、歯など）に主徴を表す外胚葉系の異形成。出生頻度は約 10 万人に 1 人。無汗症、老人様顔貌、まばらな頭髪・眉毛、多数歯の欠如、歯の形成異常などの症状を認める（図 12）。小児期からの義歯製作、歯冠修復、口腔乾燥による摂食嚥下困難への対応を必要とする。

無（減）汗型外胚葉異形成症

5）アペール（Apert）症候群

　頭蓋顎顔面骨の形成異常および合指を伴い、尖頭合指症ともいわれる。出生頻度は約15万人に1人。頭蓋冠状縫合の早期癒合による尖頭、合指症、上顎骨の低形成、眼間開離、眼球突出、斜視、高口蓋、口蓋裂、伝音性難聴に加え、知的能力障害を伴うことがあり、クルーゾン症候群と症状の類似が多い（図13）。歯科治療の際は知的能力障害への対応を行う。また、不正咬合に対しては矯正歯科治療を考慮する。

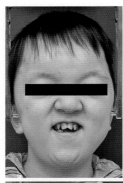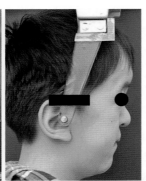

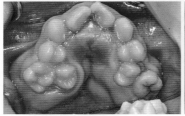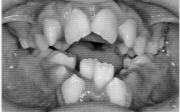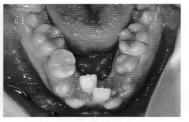

図13　アペール症候群
尖頭、中顔面の劣成長、高口蓋、上下顎歯列の著しい狭窄と開咬を伴う下顎前突を認める。

6）クルーゾン（Crouzon）症候群

　頭蓋縫合の早期癒合、顔面中央部の形成不全に伴う相対的下顎前突、眼球突出を特徴とする疾患で、頭蓋顔面異骨症ともいわれる。出生頻度は約6万人に1人。頭蓋縫合の早期癒合に伴う尖頭症、上顎骨の低形成、眼間開離、浅い眼窩による**眼球突出**、斜視に加え、口蓋裂や知的能力障害、難聴を伴うことがあり、アペール症候群と症状の類似が多い。歯科治療の際は知的能力障害への対応を行う。また、不正咬合に対しては矯正歯科治療を考慮する。

（名和弘幸）

アペール症候群
尖頭合指症
頭蓋冠状縫合の早期癒合
合指症
上顎骨の低形成
眼球突出

クルーゾン症候群

頭蓋縫合の早期癒合
頭蓋顔面異骨症
上顎骨の低形成
眼球突出

文献

1 ）梶井　正，黒木良和，荒川詔夫 監修：新先天奇形症候群アトラス改定（第2版）．南江堂，112,114,164,230,390，2015．
2 ）日本障害者歯科学会 編：スペシャルニーズデンティストリー　障害者歯科（第2版）．医歯薬出版，176-177,180-182,187，2017．
3 ）緒方克也，柿木保明 編：歯科衛生士講座　障害者歯科学（第1版）．永末書店，47-48，2014．
4 ）野間弘康，瀬戸皖一 編：標準口腔外科学（第4版）．医学書院，140-141，2015．
5 ）栗田賢一，覚道健治 編：口腔外科の疾患と治療（第5版）．永末書店，15-18, 21-23，2019．

5 精神障害と口腔所見

おぼえよう

①抗精神病薬を服用している人は口腔乾燥や不随意運動が生じやすい。

②抑うつ状態の人は、通院や歯磨きなどの意欲が低下しやすい。

③認知症患者には敬意を払った対応をとり、病状の進行にあった口腔管理目標を立てる。

④神経発達症（神経発達障害）には、自閉スペクトラム症（ASD）、注意欠如・多動症（ADHD）、限局性学習症（SLD）などが含まれる。

⑤神経発達症では、その感覚世界を理解し、個々に応じた配慮をする必要がある。

1 統合失調症

（1）概要

統合失調症（schizophrenia）は、約100人に1人みられ[1]、前兆期→急性期→休息期→回復期をたどる。急性期には陽性症状の妄想（ありもしないことも信じ込む）と幻覚（実際にはない声が聞こえる幻聴、人に見えないものが見える幻視）、休息期には陰性症状（意欲・集中力の低下、感情の平坦化、社会的引きこもり）が現れる[2]。周囲とのコミュニケーション、協力性、共感が欠如し、妄想的な思考障害による疎通性の不良がある。病識は欠如し、周囲の訂正は対応をかえって困難にする。治療は、抗精神病薬と抗不安薬や抗うつ薬を組み合わせた投薬治療が行われ、自傷他害のリスクがあるときや自立生活ができないときは入院治療の適応となる。

陽性症状
妄想
幻覚
幻聴
幻視
陰性症状

自傷他害

（2）口腔の特徴

陰性症状による口腔清掃の意欲低下、歯科受診率の低下、および抗精神病薬による唾液減少で口腔衛生状態が不良となり、う蝕、歯周病が重症化しやすい。抗精神病薬による錐体外路症状によりオーラルディスキネジア（口周辺や舌の異常な運動、舌のもつれ）、ジストニア（首のこわばり、反り返り、舌突出）が生じる。また、二次的に義歯の不適合、咀嚼筋群の異常、開口障害、顎関節脱臼、開咬、歯ぎしり、歯痛を生じることも多い。

錐体外路症状

ディスキネジア（手足の不随意運動）、ジストニア（筋緊張による姿勢異常、目が上を向く）、アカシジア（足がムズムズ、静坐不能）、パーキンソン様症状（振戦、前かがみで小刻みに歩く）がみられる。

（3）対応

十分な対話を心がけ（受容的態度で接し）、訴えをよく聴く（傾聴）。不安を抱かせない（話す内容の否定を自己の否定と感じ、患者−術者関係が破綻）。納得下の治療に徹し、非可逆的治療を急がない（初回は診察、検査、投薬のみ）。

アドレナリンのβ作用が優意となり血圧が低下するため、浸潤麻酔の選択に

51

注意する。口腔衛生指導は意欲低下、懐疑的などの理由で奏功しないことが多い。急性期は歯科治療を避け、回復期以降に行う。錐体外路症状が強く義歯作成困難な場合は、かかりつけ医と投薬減量について相談する。

② うつ病と双極性障害

うつ病
双極性障害

（1）概要

気分障害とされていたうつ病と双極性障害は、DSM-5では「抑うつ障害群」「双極性障害及び関連障害群」と異なる障害群に再分類されている[2]。

①大うつ病（うつ病障害）

「抑うつ気分」または「興味や喜びの減退」などの精神的症状に加え、食欲不振・体重の増減といった身体的症状が2週間以上認められる[2]。生涯有病率は3～7％。男女比は1：1.5～2で女性に多く、各年齢層で広く発症する。

②双極性障害（躁うつ病）

気分が高揚（躁状態）と落ち込み（抑うつ状態）を繰り返す。躁状態では多弁、睡眠時間の減少など活動が活発化するが、抑うつ状態では活動意欲が低下する。発症率は約1％、性差はなく、大半が20代に発症する[1]。

（2）口腔の特徴

抑うつ症状による口腔ケアや通院への意欲低下と、薬物の副作用による唾液減少があると、う蝕や歯周病を発症しやすい。また、非定型性歯痛を訴えることが多い。

（3）対応

冗長な説明にも傾聴し、患者の苦悩に共感する（責めたり、はげましたりすると、症状が悪化するため注意）。口腔清掃指導は、本人の余力を考えながら、無理のない範囲で行う。患者の訴えが不合理であっても受容的に受け止める。気分の日内変動がある場合は、調子のいい時間帯に診療をする。決定事項を焦らず、先延ばしを許容する。義歯の新製など新たな違和感がある処置や非定型性歯痛を疑った場合は応急対応にとどめ、抑うつ症状が消退してから行う。

③ 認知症

認知機能
せん妄
中核症状
周辺症状（BPSD）

（1）概要

認知症（dementia）は、正常に発達した認知機能が後天的に障害され、自立した日常・社会生活を行えなくなった状態を指す。DSM-5では、A. 認知機能（記憶、判断、計算、理解、学習、思考や言語など）が以前の水準から低下する、B. 症状が日常生活を阻害する、C. せん妄を原因としない、D. 他の精神疾患で説明できない、ものと定義している[2]。脳の器質的障害による**中核症状**と、それが基となって二次的に生じる行動・精神的な**周辺症状（BPSD）**があ

せん妄
意識混濁と脅迫的な思考や幻覚や錯覚が見られる状態。

る（図1）[3]。認知症となる疾患としてアルツハイマー病、脳血管疾患、びまん性レビー小体病、前頭側頭葉変性症などがある。それぞれの疾患が原因となる認知症の特徴を表1に示す。

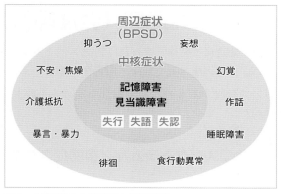

図1　認知症の中核症状と周辺症状

（2）口腔の特徴

　認知機能の低下のため自身で行う口腔衛生管理が困難、かつ介護抵抗から重度のう蝕、歯周病が高頻度にみられる。また、周辺症状としての食行動異常により拒食、過食がみられると、栄養異常につながる。さらに、口腔機能が低下すると、食渣・プラークの停滞、食べこぼし、よだれ、摂食嚥下障害を認めるようになる。

（3）対応

　理屈よりも共感的に納得を図り、自尊心を傷つけない。正面から声をかけ、ゆっくり、はっきり、シンプルに話して真剣に聞く。失敗しても責めない、できることは自分でやってもらうなどが重要である（受容と許容）。介護拒否がある場合は指等を嚙まれぬように開口保持器を使用する。脳血管疾患、糖尿病、高血圧等全身状態を十分に把握し、管理下に処置を行う。特に出血傾向には注意する。患者本人に加え、介助者にも、治療内容、清掃方法、義歯管理などを伝える。変化に弱いため、義歯新製が困難な場合は旧義歯を利用する。認知症の進行を考慮した管理目標を設定し、受療能力が保たれている段階でその後の口腔管理がしやすい状態を整えるように集中的な処置を行う。誤嚥性肺炎の予防のため口腔ケア、食形態等の介入が必要となる（摂食嚥下機能の低下）。

（岡田芳幸）

表1　認知症の原因と特徴

	アルツハイマー型認知症	血管性認知症	レビー小体型認知症	前頭側頭型認知症
好発年齢、性差	70歳前後、女性	60歳代、男性	60-80歳、性差なし	50-60歳、性差なし
原疾患	アルツハイマー病 ・脳萎縮 ・タンパクの凝集	脳血管疾患 ・高血圧 ・糖尿病	びまん性レビー小体病 ・レビー小体の沈着 ・後頭葉の血流低下	前頭側頭葉変性症 ・前頭葉萎縮 ・側頭葉萎縮
経過	緩徐に進行 （病識がない）	階段状に進行 （病識あり）	スムースに早く進行	緩徐に進行 （病識がない）
特徴的症状	・人格の崩壊 ・中枢症状全般 ・動揺性少ない ・取り繕い・被害妄想 ・多弁、多幸的 ・身体症状なし ・徘徊・異食	・末期まで人格保持 ・まだら認知症 ・動揺性 ・うつ的 ・身体症状 （麻痺、言語障害）	・人格の崩壊 ・パーキンソン症候群 ・動揺性 ・早期から幻視・妄想 ・動作緩慢 （前傾歩行・小刻み歩行・転倒）	・人格の崩壊 ・行動の反復・固執 ・中枢症状全般 ・動揺性少ない ・身体症状なし

文献

1 ）山下　格：精神医学ハンドブック（第7版）．日本評論社，79-141、2010．
2 ）American psychiatric association: Diagnostic and statistical manual of mental disorders:DSM-5, 5th ed. : American psychiatric publishing, 50-74, 99-105,602-614, 2013.
3 ）森　敏：認知症の捉え方・対応の仕方（第4版）．金芳堂，6-8，2010．

④ 神経発達症（発達障害）

　神経発達症（発達障害）は「自閉スペクトラム症、限局性学習症、注意欠如・多動症、その他これに類する脳機能の障害であって、その症状が通常低年齢において発現するものとして政令で定めるもの」（発達障害者支援法より改変）である。

1）自閉スペクトラム症／自閉症スペクトラム障害（ASD）

（1）概要

　自閉スペクトラム症（ASD：autism spectrum disorder）は、社会性、コミュニケーションや想像力などに障害があり、さらに感覚過敏や鈍麻などで、社会生活に困難を生じたものである。知的能力障害を伴う「自閉症」から、伴わない「アスペルガー症候群」や「高機能自閉症」までを連続した一続きのものとしている[1]（図2）。

　自閉スペクトラム症の人は、会話や共感が難しく、視線、身ぶりや表情などの非言語コミュニケーションをうまく使えず、友人や仲間との関係づくりが苦手であることなどから、社会と協調した生活を送りづらい。また、変化への恐れや不安から、同じような行動や発言を繰り返したり、いつも同じ状態であることにこだわったりする。感覚が異常に敏感であったり、鈍感であったりすることがあり、言語理解よりも視覚の認知が優れていることが多い。

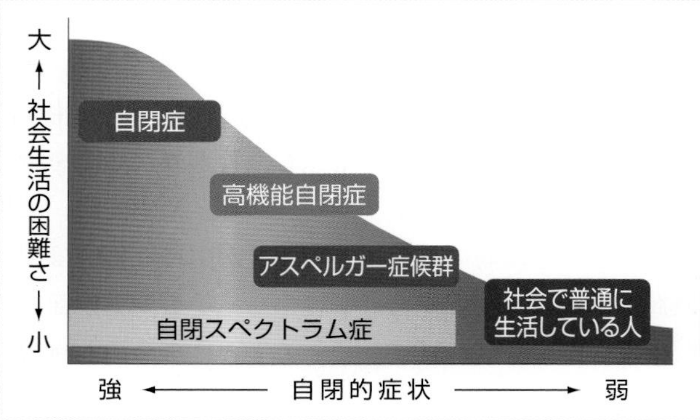

図2　自閉スペクトラム症

（2）口腔の特徴

　味覚、嗅覚、視覚や触覚などにこだわりがあったり、過敏であったりすることで偏食がある人や、触覚過敏などによるブラッシングの偏りがある人では、う蝕や歯周病を発症しやすい。過度のブラッシングにこだわり、歯肉が退縮している場合もある。

（3）対応

　本人や保護者の意見や観察から、特性をよく把握することが基本である。

①不安や恐怖の除去と構造化

　不安や恐怖の原因には、未知のもの（新しい場所、スタッフ、手順や器具）、不快な体験の記憶、突然の予定変更、終わりのわからないままの我慢、子どもの泣き声、周囲の人の発する言葉や保護者の不安感などがある。不安や恐怖の原因を把握し、除けるものは除き、克服すべきものは少しずつ慣れてもらうよう練習する。

自閉スペクトラム症
2013年にDSM-5（精神障害の診断と統計の手引き）が改訂され、用語の日本語表記が新しくなった。自閉症→「自閉スペクトラム症」、「アスペルガー症候群」と「高機能自閉症」は、診断名から抹消された。

アスペルガー症候群
自閉症の特徴があり、知的や言語の遅れのないもの。

非言語コミュニケーション

偏食

周囲の環境の意味をわかりやすく整理するための「構造化」が有効である場合が多い。たとえば、診療手順のパターン化、絵や写真などで治療手順や終わりが視覚的にわかる工夫などである（図3）。抑制や無理強いは、トラウマを与えることがあるため注意する。パニックを避けるため、予定の変更を前もって本人に説明することも有効である。

②感覚過敏への配慮

身体に触られることや特定の音を嫌がるなど、感覚過敏の症状があれば、感覚刺激をおさえた環境整備や対応が必要となる。周囲の器具や人などを見えなくする、照明や外の光がまぶしくないようにする、音を聞こえにくくするなどの工夫を行う。口の中を触られることを嫌がる場合でも、自分で歯ブラシなどを口の中に入れることから始めると、抵抗が少なくなることがある。スケーリング・ルートプレーニング（SRP）の際に処置歯の近くにレストを置く、歯種に合った器具を選ぶなど、痛みを感じさせないような配慮も必要である。感覚に慣れる必要がある場合は、刺激が苦痛にならないよう注意しながら、時間をかけてトレーニングを行う。

偏食に対しては、安心・安全に食事をとれる環境を整備する。無理に食べさせず少しずつ品目を増やしていく。ブラッシングに対しては、集中できる環境を整え、刺激を減らす工夫を行う。

③その他

「痛い？」との問いかけに「痛い」とおうむ返しすることもあるので、言葉だけで症状を判断しないようにする。パニックの原因は前もって把握して、できるだけ発生を防ぎ、パニック時は落ち着いて周囲の安全確保や場面の転換などに努める。

2）注意欠如・多動症／注意欠如・多動性障害（ADHD）

（1）概要

注意欠如・多動症（ADHD：attention-deficit hyperactivity disorder）は、発達段階と明らかに釣り合わず、社会的に不適応を起こすほどの「不注意」「多動性」「衝動性」が6か月以上持続したものである。知的発達は遅れず、症状は自閉スペクトラム症や他の精神障害に起因するものではない。「不注意」では、うっかりミスが多い、宿題などの集中力を要する作業を嫌う、注意がそれやすいなどの症状がみられる。「多動性」では、じっとしないといけない場面でその場を離れる、過剰に動きすぎるなどの症状がみられる。「衝動性」では、順番を待てない、人が話している途中でさえぎる、場違いで不適切な発言をす

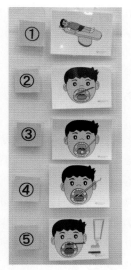

図3　絵カードによる
視覚支援の例

構造化

アメリカ・ノースカロライナ州のTEACCHプログラム（自閉スペクトラム症の療育プログラム）により、提唱された方法で、環境を当事者にとって意味のあるものに組み立て直す手法で、大きく分けて物理的構造化と視覚的構造化がある。
→ p.118「③構造化と視覚支援」参照。

感覚過敏

おうむ返し

パニック

不注意
多動性
衝動性

注意欠如・多動症

我慢が足りないなどと誤解されやすいが、集中や活動のため多くのエネルギーを費やしている。

るなどの症状がみられる。治療薬として、メチルフェニデート塩酸塩（コンサータ®）、アトモキセチン塩酸塩（ストラテラ®）、グアンファシン（インチュニブ®）が用いられる。

（2）口腔の特徴

外傷を負うことがあり、歯の破折（はせつ）や脱臼（だっきゅう）などを生じることがある。

（3）対応

診療にあたっては、保護者や本人から十分に情報を得る。また努力している部分に着目し、それを認めるようにする。不注意が強い場合は可撤性（かてつせい）装置などを忘れやすく、説明も忘れがちであるため、紙に書いて渡すなどの配慮が必要である。多動性により、不自然なほど走り回ったり、高い所へ上がったりするときは、診療台周辺の安全確保が必要で、待ち時間が長くならないような配慮を行う。衝動性により、目の前のことに飛びつきがちであるため、できるだけ集中できるよう、刺激の少ない環境をつくる。不安なことや嫌なことに対して、感情が高ぶることがあるので、患者本人に「今から何をするのか」を説明する。

3）限局性学習症／限局性学習障害（SLD）

（1）概要

限局性学習症（SLD：specific learning disorder）は、読む、書く、計算などのいずれかが困難な状態である。「読書障害（ディスレクシア）」では、語を正しく読むことや速く流暢（りゅうちょう）に読むことなどが困難である。「書字障害」では、正しく綴（つづ）ること、文法や句読点を正確に使うことや、明快な文章表現が困難である。「計算障害（ディスカリキュリア）」は、正確で流暢に計算することや、算数の問題を正確に解くことが困難である。周囲から「怠けている」などと誤解され、不登校やうつになる場合もある。

（2）口腔の特徴

限局性学習症がある人に特有の口腔症状はない。

（3）対応

受容的な対応を心がける。困難なことや苦手なことを保護者や本人から十分に情報を得る。指導の際には、繰り返したりフィードバックしたり、絵、写真や文字など、理解しやすいコミュニケーションツールを用いたりすることが有用である。

（村上旬平）

文献

1）American psychiatric association：Diagnostic and statistical manual of mental disorders：DSM-5, 5th ed. Washington,DC：American psychiatric publishing, 50-74, 99-105, 602-614, 2013.
2）森　敏：認知症のとらえ方・対応の仕方（第4版）, 6-8. 金芳. 2010.
3）遠藤英俊：よくわかる認知症Q＆A―知っておきたい最新医療とやさしい介護のコツ, 90-91. 中央法規出版. 2012.

コンサータ®
ストラテラ®
インチュニブ®

破折
脱臼

読書障害

書字障害

計算障害

6 高次脳機能障害

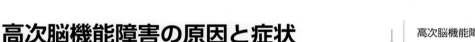

おぼえよう

①高次脳機能障害とは、脳が部分的に損傷を受けたために生ずる、言語能力や記憶能力、思考能力、空間認知能力などの認知機能や精神機能の障害を指す。

②高次脳機能障害の原因としては、脳卒中が最も多く60 ～ 70％を占め、次いで脳外傷、低酸素脳症、脳腫瘍、脳炎などの感染症がある。

③注意障害とは、注意の分配困難を示す障害をいう。

④半側空間無視（はんそくくうかんむし）とは、目の前の空間の半分に注意が向かない障害で、特に左側が多い。

⑤失語症は、大脳の言葉を理解し生み出すことに関わる領域が、脳卒中や事故などの原因で損傷された場合に生じる。

1 高次脳機能障害の原因と症状

高次脳機能障害

　高次脳機能障害とは、病気や交通事故による頭部のけが、脳卒中などの原因で、脳が部分的に損傷を受けたために生ずる、言語能力や記憶能力、思考能力、空間認知能力などの認知機能や精神機能の障害を指す。注意力や集中力の低下、比較的古い記憶は保たれているのに新しいことは覚えられない、感情や行動の抑制がきかなくなるなどの精神・心理的症状が現れ、周囲の状況にあった適切な行動が選べなくなり、生活に支障をきたすようになる。外見上ではわかりにくいため、周囲の理解が得られにくいといわれている。

　この障害を呈する疾患の大半を脳血管障害が占め、次いで脳外傷、低酸素脳症、脳腫瘍、脳炎などがある。脳血管障害は、脳の血管が詰まったり破れるなどして、脳の機能が十分に働かなくなる病気の総称で、脳梗塞（こうそく）、脳出血、くも膜下出血（まくか）などがある。脳外傷は、脳を覆っている頭蓋骨（とうがいこつ）が外からの何らかの力で損傷され、脳が傷つくもので、原因として多いのは交通事故で、男性に目立つ。低酸素脳症は、本来酸素を非常に必要とする脳に、一時的に酸素が供給されなくなって障害が起きるもので、心筋梗塞などによる心臓停止、窒息、溺水（できすい）、喘息（ぜんそく）、一酸化炭素中毒などがある。

　日常生活場面では、たとえば、時間と場所の感覚がない（見当識（けんとうしき）の障害）、今朝の朝食の内容が思い出せなくなった（記憶障害）、仕事に集中できなくなった（注意障害）、計画が立てられなくなった（遂行（すいこう）機能障害）、言葉が上手に話せなくなり、人の話が理解できなくなった（失語症）、指示された動作や意図した行動がとれない（失行）、左側にあるおかずが目にとまらず残してしまう

ようになった（左半側空間無視）、物事を人から言われないと始められない（発
動性の低下）、自分自身の障害が認識できず障害がないかのような言動をみせ
る（病識の欠如）など、さまざまな症状がみられる。

② 注意障害

注意障害

　注意障害とは、仕事にじっくりと集中できないなどの注意の持続困難、作業
が始まるとほかの人の声かけに適切に反応できないなどの注意の分配困難など
の障害である。ボーっとしている、火を消し忘れる、外部の音が気になって仕
事に集中できないなどの症状がある。

　対応例としては、注意を維持できる時間を決め、その範囲内で作業を終える、
休息を十分にとる、危険な場面に遭遇しないように環境を配慮する、作業はで
きるだけ静かな場所を設定するなどがある。

③ 記憶障害

記憶障害

　記憶障害は、新しいことの記憶が困難、最近のことが思い出せない、約束が
できないなどの障害で、昨日どこに行ったか覚えていない、約束を忘れる、仕
事を覚えられないなどの症状がみられる。

　対応例としては、メモやスケジュール帳などの代償手段を取り入れる、体を
使って何度も繰り返し練習するようにするなどがある。

④ 遂行機能障害

遂行機能障害

　遂行機能障害は、日常生活や仕事の内容を計画して実行することの障害で、
家事を計画的にこなせない、仕事のトラブルを解決できない、効率的に仕事を
こなせない、物事の優先順位がつけられないなどがみられる。

　対応例としては、作業の内容を順序だてて掲示する、仕事を単純化し、一つ
一つをこなして次に進むようにするなどが有効である。

⑤ 行動と感情の障害

　高次脳機能障害では、自分の行動や感情をコントロールすることの障害がみ
られる。やる気がない、元気がない、引きこもりがち、怒りやすい、暴言、暴
力、こだわりやすい、後先のことを考えずに行動してしまう、感情が顔に出や
すいなどがある。

　対応例としては、本人の意思や役割を尊重する。突然の変化に対応しにくい
ことを周囲が理解する、感情がコントロールできず興奮している場合は話題や

場所を変えるなどを考慮する。

⑥ 半側空間無視

　半側空間無視とは、目の前の空間の半分に注意が向かない障害で、特に左側が多く、移動中に左側にあるものにぶつかる、食卓の左半分のおかずがわからず食べ残す、車椅子の左側のブレーキをかけ忘れるなどがみられる。

　対応例として、移動中に左側にあるものにぶつかることを意識する、食卓では全体を見渡す習慣をつける、車椅子の移乗の際は、片側のブレーキをかけるときに言葉に出しながら行うことを習慣にするなどがある。

⑦ 失語症

　大脳には言葉を理解し、生み出すことに関わる領域があり、その領域が脳卒中や事故などさまざまな原因で損傷された場合に、失語症が生じる。失語症では、言葉の機能がすべて障害されるのではなく、聴く、話す、読む、書くといった脳と言語活動を行う器官（耳、口、目、手）との間の神経の結びつき、あるいは音、意味、文の組み立て、社会的状況に合わせて言葉を使うことといった、言葉そのものの性質によってうまく使えることと使えないこととの違いが起こる。

　たとえば、発音として話をすることはできなくても、漢字で書くことができるといったことが起こる。言語を回復させるうえでも、社会生活でほかの人と交流するうえでも、よく保たれた言葉の機能を用いて、障害を受けた機能を補うことができる。うまく話をすることができなかったとしても、意思を通じる方法があることを周りの人にわかってもらう必要がある。

（柿木保明）

7　難病

①筋萎縮性側索硬化症は進行性のため、つねに病状を把握することが重要で、嚥下障害、呼吸障害に注意する。

②パーキンソン病は、進行性の神経変性疾患で、安静時振戦、筋固縮、無動・寡動、姿勢反射障害の4大症状が特徴的である。

③全身性エリテマトーデスは、自己免疫疾患で代表的な膠原病である。

④ベーチェット病は、口腔粘膜のアフタ性潰瘍、外陰部潰瘍、皮膚症状、眼症状（ぶどう膜炎）の4つを主症状とする慢性疾患である。

⑤天疱瘡は、皮膚・粘膜に病変がみられる自己免疫性水疱性疾患である。

⑥シェーグレン症候群は、慢性唾液腺炎と乾燥性角結膜炎を主徴とする自己免疫疾患である。

❶ 難病の定義

難病

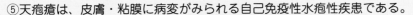
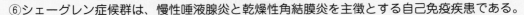

　難病について、1972年に厚生省（現在の厚生労働省）が「（1）原因不明、治療方針未確定であり、かつ、後遺症を残す恐れが少なくない疾病、（2）経過が慢性にわたり、単に経済的な問題のみならず介護などに著しく人手を要するために家族の負担が重く、また精神的にも負担の大きい疾病」と定義している。その後、2015年に施行された難病法において、「発病の機序が明らかでなく、かつ、治療法が確立していない希少な疾患であって、当該疾患にかかることにより、長期にわたり療養を必要とすることとなるもの」と定義している。

　難病が知られた背景としては、1960年代にスモンという原因不明の病気が広がり社会問題となった。このことから難病という言葉が広まった。難病は診断や治療法も確立されていないため、本人のみならず家族の負担が大きく、政府は「調査研究の推進」「医療施設の整備」「医療費の自己負担の解消」を目指し、調査対象の疾患を指定した。当初8疾患からスタートした難病も、対象となる疾患が増え続け56疾患を特定医療疾患とした。2015年の難病法の施行を機に指定難病と名を変えて、疾患数も増え2021年時点では338疾患が認定されている。

　難病は、疾患名の名称も随時変更されているため、最新の情報取得が重要である。難病に関しては、公益財団法人難病医学研究財団が運営する難病情報センター（https://www.nanbyou.or.jp/）で多くの情報を得ることができる。

（柿木保明）

❷ 口腔に症状のある難病

　難病に指定されている疾患には、口腔内や口腔機能に特徴的な症状を呈するものがある。主なものとして、筋萎縮性側索硬化症、パーキンソン病、全身性エリテマトーデス、ベーチェット病、天疱瘡、シェーグレン症候群などがある。

1）筋萎縮性側索硬化症（ALS）

（1）概要と特徴

　筋萎縮性側索硬化症（ALS：amyotrophic lateral sclerosis）は、筋肉そのものではなく筋肉を動かす神経（上位運動ニューロンと下位運動ニューロン）が選択的、かつ進行性に変性・消失する神経変性疾患である。初発症状は、手指が使いにくく肘から先の力が弱くなる（上肢型）、話しにくく食物が飲み込みにくい（球型）、下肢の腱反射が低下または消失する（下肢型）など多様である。体の感覚、視力・聴力、内臓機能などは保たれ、意識も清明であるが、徐々に進行して全身の筋肉が萎縮し、筋力が低下して歩行困難や呼吸困難となる。症状の進行は比較的急速で、生命予後は平均 3.5 年といわれているが、個人差は大きい。病因は不明であるが、5 ％に家族歴があることや、原因遺伝子が次々に報告されている。日本における有病率は、人口 10 万あたり 1.1 ～ 2.5 人で、男性にやや多くみられ、60 ～ 70 歳で好発する。

（2）歯科的対応

　口腔内では、上位運動ニューロン障害では口尖らせ反射、下位運動ニューロン障害では球麻痺に伴う筋力低下、舌萎縮や喉頭の線維束性収縮がみられ、咀嚼障害、摂食嚥下障害、構音障害をきたす。進行性のため、歯科治療ではつねに病状を把握することが重要で、咽頭筋の筋力の低下による誤飲・誤嚥に注意し、さらに呼吸障害を伴うため経時的に経皮的動脈血酸素飽和度（SpO_2）を測定する必要がある。口腔健康管理は、病状に応じて行わなければならない。

2）パーキンソン病

（1）概要と特徴

　パーキンソン病（Parkinson's disease）は、中脳黒質のドパミン神経細胞の変性を主体とする進行性の神経変性疾患である。四大症状として、安静時振戦、筋固縮、無動・寡動、姿勢反射障害などの運動障害が特徴的にあげられる。また、意欲低下、認知機能障害、幻視・幻覚、妄想などの多様な非運動症状が認められ、さらに睡眠障害（REM 期睡眠行動異常症など）、自律神経障害（便秘、頻尿、起立性低血圧など）、嗅覚の低下、痛みやしびれ、浮腫などさまざまな症状を伴う。

　一般的に、パーキンソン病を含め、原因を問わずパーキンソン病症状を呈するものをパーキンソン症候群（パーキソニズム）と呼ぶ。病因は不明であるが、

筋萎縮性側索硬化症
（ALS）

運動ニューロン
骨格筋の動きを支配する神経細胞。 上位：脳幹および脊髄前角細胞まで 下位：脳幹および脊髄前角細胞以下

口尖らせ反射
上唇中央を軽く叩くと、唇を突出させ口をとがらせる反射。

球麻痺

線維束性収縮
筋肉が細かくぴくぴくと小さな痙攣のように動くこと。

パーキンソン病

四大症状
・安静時振戦 ・筋固縮 ・無動・寡動 ・姿勢反射障害

睡眠障害
自律神経障害

パーキンソン症候群
（パーキソニズム）

遺伝的要因および環境要因が作用して発症すると考えられている。発症年齢は50〜65歳に多く、高齢になるほど発病率は増加する。40歳以下で発症するのは若年性パーキンソン病と呼ばれる。

（2）歯科的対応

口腔では、流涎や、オーラルディスキネジア（口をモグモグする、舌を出す、唇をつねになめ回す）が多くみられる。活動性の低下や意欲減退により、口腔衛生状態が不良となりやすく、摂食嚥下障害が多くみられるため口腔衛生管理は重要となる。

歯科治療では、脳梗塞・糖尿病・心疾患などの合併症に対応し、起立性低血圧に注意し、服用している L- ドパ製剤の副作用として Wearing-off 現象や on-off 現象が生じるため、治療は服薬効果時間を考慮して行わなければならない。

3）全身性エリテマトーデス（SLE）

（1）概要と特徴

全身性エリテマトーデス（SLE：systemic lupus erythematosus）は、全身の皮膚、血管、関節、内蔵がおかされる慢性・炎症性の自己免疫疾患で代表的な膠原病である。発熱、全身倦怠感など炎症を思わせる症状と、関節、皮膚、そして腎臓、肺、中枢神経などに、一度、もしくは経過とともに症状を呈し、寛解と再燃を繰り返す。病因は不明であるが、遺伝的要因および環境要因が作用して発症すると考えられている。20〜40歳の女性に好発し、男女比は1：9である。現在、予後は著しく改善して5年生存率は95％以上となった。

（2）歯科的対応

口腔内では、硬口蓋や口腔前庭に無痛性の潰瘍がみられる。また二次性のシェーグレン症候群を発症することがあり、口腔乾燥により口腔粘膜の発赤や口角炎を認める。歯科治療では心血管系疾患や腎機能低下への対応が求められ、さらに病巣感染のリスクが高いため口腔衛生管理は重要である。

4）ベーチェット病

（1）概要と特徴

ベーチェット病（Behçet's disease）は、口腔粘膜のアフタ性潰瘍、外陰部潰瘍、皮膚症状、眼症状（ぶどう膜炎）の4つを主症状として、炎症の増悪と寛解を繰り返す慢性疾患である。病因は不明であるが、遺伝的要因のもと何らかの環境要因が作用して発症する多因子疾患と考えられている。

日本を含む中近東から東アジアにかけてのシルクロードに沿った地域で罹患頻度が高く、日本では北高南低の分布を示す。性差はなく、20〜40歳に多く発症し、30歳前半にピークを示す。

（2）歯科的対応

口唇、頬粘膜、舌、歯肉、口蓋粘膜に、境界鮮明な浅い有痛性の潰瘍が必発

流涎
オーラルディスキネジア
L- ドパ製剤

Wearing-off 現象
長期間の服用により、効果持続時間が短縮する現象。

on-off 現象
薬の効果がなくなり、突然動けなくなったり、効果があらわれて突然動けるようになる現象。

全身性エリテマトーデス（SLE）

膠原病
自己免疫疾患とも呼ばれ、皮膚・内臓の結合組織や血管に炎症・変性を起こす疾患の総称。

ベーチェット病

4つの主症状
・アフタ性潰瘍 ・外陰部潰瘍 ・皮膚症状 ・眼症状

（90％）し繰り返す。数日～３週間程度で、瘢痕を残さず治癒することが多い。歯科治療では再発性アフタと同様の対応をとる。

5）天疱瘡

天疱瘡

（1）概要と特徴

　天疱瘡（pemphigus）は、皮膚・粘膜に病変がみられる自己免疫性水疱性疾患であり、尋常性天疱瘡、落葉状天疱瘡、その他の３型に大別される。病因は、IgG 自己抗体がデスモゾームを構成するデスモグレインに結合し、表皮細胞間の接着が阻害されて水疱が形成すると考えられている。日本全国で患者数は約 6,000 人で、中高年に好発する。

（2）歯科的対応

ニコルスキー現象
正常に見える皮膚に圧迫や摩擦を与えると、簡単に表皮が剥離したり、水疱を生じる現象。

　尋常性天疱瘡は最も頻度が高く、口腔粘膜に疼痛を伴う難治性のびらん・潰瘍が初発し、重症例では摂食が困難となる。口腔粘膜のみならず、皮膚にもニコルスキー現象がみられ、水疱・びらんが生じる。落葉状天疱瘡は、頭部、顔面、胸、背などに好発するが、口腔など粘膜病変をみることはほとんどない。歯科治療では、びらん部の接触痛が強く口腔清掃状態が不良になるので、口腔衛生管理が重要となる。

6）シェーグレン症候群

シェーグレン症候群

（1）概要と特徴

　シェーグレン症候群（Sjögren's syndrome）は、慢性唾液腺炎と乾燥性角結膜炎を主徴とする自己免疫疾患である。単独で発症する一次性と、他の膠原病を合併する二次性に大別される。さらに、一次性は、病変が涙腺・唾液腺に限局する腺型と全身諸臓器に及ぶ腺外型とに分けられる。原因は不明であるが、遺伝的要因、環境要因、免疫異常にくわえて女性ホルモンの要因が考えられる。国内の推計患者数は約７万人で、女性に多く、発症ピークは 40 ～ 60 歳であるが、さまざまな年齢で発症する。唾液腺や涙腺が障害して起こるドライアイやドライマウスなどの腺症状と、倦怠感や関節痛などの全身症状および間質性肺炎、腎炎、神経症状、紫斑、紅斑などの腺外症状を示す。

自己免疫疾患

ドライアイ
ドライマウス

（2）歯科的対応

　口腔内では、唾液腺の唾液分泌量低下により、「口が渇く」「口がネバネバする」などの口腔乾燥感が現れ、さらに進行すると口腔内疼痛や味覚異常を訴え、さらにう蝕の多発、歯周病の増悪、義歯の不適合などが認められる（図１）。歯科治療では、唾液量減少にともない自浄性が低下して口腔内環境が悪化するため、口腔衛生管理が重要となる。

（小野圭昭）

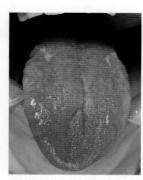

図１　シェーグレン症候群患者の舌

8 その他の障害

①てんかんは、大脳皮質ニューロンの過剰な発射に基づく。
②抗てんかん（抗けいれん）薬には、さまざまな副作用がある。
③フェニトインによる薬物性歯肉増殖症は特徴的である。
④摂食障害とは、拒食症・過食症の総称である。
⑤廃用症候群は、過度の安静によって引き起こされる。身体・精神機能の低下を指す。

1 脳・神経疾患：てんかん

1）てんかんとは

　WHOによって、てんかんは「種々の原因によってもたらされる慢性の脳の障害であって、大脳ニューロンの過剰な発射に基づく発作（てんかん発作）を反復するもので、それは種々の臨床症状と検査所見を伴う」と定義されている[1]。また、てんかんは「てんかん発作を引き起こす持続性素因と、それによる神経生物学的、認知的、心理学的、社会的な結果とによって特徴づけられる脳障害で、少なくとも1回以上の発作を示す」と定義されている[2]。

→ p.105「①てんかん発作」参照。

・**発生頻度**：一般的に全人口の約0.5〜0.7％程度とされており、性別や人種、地域による差はない。てんかん発作のある人はわが国に約100万人いると推計されている[3]。
・**好発年齢**：年齢特異性はないが、小児期〜思春期に多くみられ、80％は20歳になる前に発症するとされている。てんかん発作と発生する年齢との間には、**図1**に示すような関係がみられる[3]。

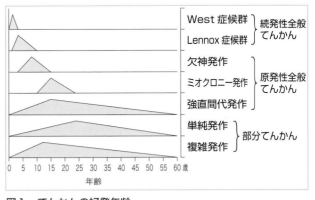

図1　てんかんの好発年齢
（志水彰：てんかん．志水彰, 井上健 編：新精神医学入門．金芳堂, 106-127, 1989. より一部改変）

2）てんかんの分類

　国際抗てんかん連盟（ILAE：International League Against Epilepsy）によるてんかんの分類では、てんかんは局在関連性てんかんと全般性てんかんに大別され、さらにそれぞれ特発性と症候性に分類される[1]。

3）抗てんかん薬

　抗てんかん（抗けいれん）薬にはさまざまな副作用があることから、副作用に注意する。特に、難治性てんかん患者では、多種類で多量の抗てんかん薬を服用していることがあるため、さらなる注意が必要である。

（1）抗てんかん薬の副作用
　　①フェニトイン誘発性の歯肉肥大
　　②精神・神経症状

（2）注意すべき薬物相互作用
　　①カルバマゼピンとマクロライド系抗菌薬
　　②バルプロ酸とマクロライド系抗菌薬やサリチル酸

フェニトイン

4）薬物性歯肉増殖症への対応 [4]

①抗てんかん薬の変更
　薬物性歯肉増殖症の予防と治療には、原因薬剤の中止か、別の薬物への変更が考えられるが、抗てんかん薬の変更は、難治性のてんかん患者では、困難なことが多い。

②口腔清掃の徹底
　歯面に付着したプラークと歯石は、歯肉増殖症を増悪させる最大の因子である。口腔清掃を徹底して行うことで歯肉増殖症の発生を遅らせ、重症化を防止することができる。

③歯肉切除
　著しい歯肉増殖症や審美的・機能的障害がある場合には、歯肉切除の適応となる。しかしながら、歯肉切除を行っても口腔清掃がよくないと、容易に再発する。

薬物性歯肉増殖症

❷ 心因性疾患：摂食障害

1）摂食障害とは

　摂食障害とは、拒食症や過食症といわれる精神疾患の総称である。自分では止めることができない、いわゆる「無茶食い（binge）」をしながらも、体重や食物に対する思いが顕著であり、意図的に嘔吐（自己誘発性嘔吐〈purge〉）する神経性過食症（BN：bulimia nervosa）と、体重や体型に強迫的にとらわれて、厳しい食事制限を行う神経性食欲不振症（AN：anorexia nervosa）に分類されている [1]。

拒食症
過食症

神経性食欲不振症

2）摂食障害の診断基準

　摂食障害の診断基準を**表1**に示す。ANの50％に過食、自己誘発性嘔吐を認める [5,6]。摂食障害は単に食行動の異常だけではなく、心疾患などのさまざ

まな身体疾患を発症する重篤（じゅうとく）な障害であり、女性の生涯罹患率は AN で 0.5 ～ 3.7%、BN で 1.1 ～ 4.2% ともいわれている[7]。

表1　ICD-10 における摂食障害の診断基準（WHO，1993）

F50　摂食障害　eating disorders
F50.0　神経性食欲不振症　anorexia nervosa A. 体重減少は（子どもでも通常のように体重が増加せず）、標準体重あるいは年齢と身長から期待される体重よりも少なくとも15%下回っていること。 B. 体重減少は、「太るような食物」を自ら避けることによって招いた結果である。 C. 肥満に対する病的な恐怖を伴った太りすぎというボディイメージの歪みであり、このために体重の許容限度を低く設定して自らに課す。 D. 視床下部・下垂体・性腺系を含む広範囲の内分泌障害が顕症化する。それは女性では無月経によって、男性では性的な関心と性的能力の喪失によって確認される（明らかに例外的なものとして、避妊薬に代表されるホルモンの補充療法を受けていると、神経性食欲不振症の女性でも持続的な性器出血をみることがある）。 E. 神経性過食症（F50.2）の基準A項、B項を満たさないこと。
F50.2　神経性過食症　bulimia nervosa A. 短時間の間に大量の食物を消費する過食のエピソードを繰り返すこと（週2回以上の過食が少なくとも3か月間）。 B. 食べることへの頑固なこだわり、および食べることへの強い欲求または強迫感（渇望）。 C. 患者は、次に示すうちの1項目以上のことで、食物の太る効果に対抗しようと試みる。 （1）自己誘発性の嘔吐 （2）自発的な下剤使用 （3）交換性にみられる絶食の時期 （4）食欲抑制薬や甲状腺製剤または利尿薬のような薬物の使用 D. 肥満に対する病的な恐怖を伴う、太りすぎというボディイメージの歪み（結果的にやせ気味が多い）

(WHO：The ICD-10 Classification of Mental and Behavioral Disorders：Diagnostic criteria for research. 1993.)

※ ICD-11（日本版）が編集作業中である。

3）歯科的問題点と対応法

自己誘発性嘔吐を伴うケースでは、嘔吐による胃酸の被曝（ひばく）で口腔内の pH の低下が顕著となり、歯の融解により、充填物（じゅうてん）とステップが生じたり、脱落する場合がある。この状態を把握し、歯科関係者が適切に対応しないと、何度も修復処置を行うことになる[8]。歯科関係者が病態を熟知することによって、患者との信頼関係を樹立し、定期的に診査することが重要である。

❸ 廃用症候群

1）廃用症候群とは

廃用症候群（disuse syndrome）とは、疾病の療養や高齢によって、過度の安静状態が長期にわたって続くことにより引き起こされる身体・精神機能低下の一連の症候を指す[9, 10]。近年では寝たきり高齢者で、特に障害の基礎となる疾患がないのに、生活機能の低下をきたす状態として注目されている（図2）。

2）口腔機能の廃用症候群

口腔の機能の一つに、食べる機能がある。高齢期において食べる機能は、栄

養を維持し、身体活動を活発にする働きがある
が、食べる機能が低下すると、栄養項目の充足
率は低くなる傾向がある（**図3**）。機能低下を引
き起こす原因として、「義歯が合わない」「揺れ
ている歯がある」などといった、歯科治療で改
善するケースも多くみられるが、多くの場合、
咀嚼関連筋の加齢による筋力低下が原因となっ
ている場合が多い。咀嚼筋の筋力低下が進行す
ると、「噛めない」「食べられない」という自覚
症状を認めるが、この状態まで進行すると機能

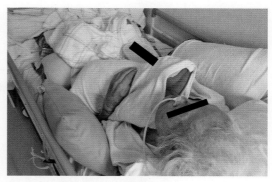

図2　廃用症候群で入院加療中の患者

回復が困難となり、栄養面などの全身状態にも影響が出ることも多い。この悪
循環こそが口腔の廃用症候群（**図4**）であり、これを予防することが、介護予
防による口腔機能向上サービスの本来の意味である。

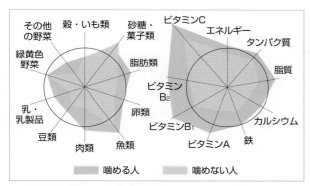

図3　食べる機能と栄養摂取状態
円は充足率100％を示す。
（秋房住郎，高野ひろみ編著：介護予防の現場で役立つ　口腔
機能向上事例集．永末書店，2007．より改変）

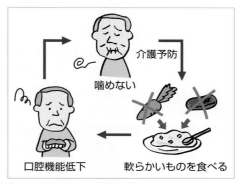

図4　口腔機能における廃用症候群

（弘中祥司）

文献

1）WHO：The ICD-10 Classification of Mental and Behavioral Disorders：Diagnostic criteria for research. 1993.
2）Fisher RS, van Emde Boas W, Blume W, et al：Epileptic seizures and epilepsy：definitions proposed by the International League Against Epilepsy（ILAE）and the International Bureau for Epilepsy（IBE）. Epilepsia 2005；46（4）：470-472.
3）志水　彰：てんかん．志水　彰，井上　健編：新精神医学入門．京都：金芳堂，106-127，1989.
4）足立ちあきほか：抗けいれん薬の服用あるいは歯肉肥大とう蝕に関する臨床的観察．障歯誌 1990；11：43-49.
5）切池信夫：摂食障害—食べない，食べられない，食べたら止まらない．東京：医学書院，1-136，2000.
6）松下正明，広瀬徹也：TEXT 精神医学．東京：南山堂，380-388，1998.
7）小牧　元，久保千春，福士　審監修：心身症診断・治療ガイドライン2006．東京：協和企画，152-159，2006.
8）大津光寛，鈴木　章，山岡昌之ほか：自己誘発性嘔吐を伴う摂食障害患者の歯科的問題—口腔内環境—．心身医 2006；46（11）：960-968.
9）平野浩彦，細野　純監修：実践！介護予防　口腔機能向上マニュアル．東京：東京都高齢者研究・福祉振興財団，2006.
10）菊谷　武，西脇恵子，田村文誉著：介護予防のための口腔機能向上マニュアル．東京：建帛社，2006.
11）秋房住郎，高野ひろみ編著：介護予防の現場で役立つ　口腔機能向上事例集．京都：永末書店，2007.

障害者歯科の現場から

子どもの発達の見方

緒方克也（社会福祉法人 JOY 明日への息吹 理事長）

障害児者の発達評価

　障害児者の発達は、歯磨きの自立や歯科治療への適応と関係します。年齢が10歳であっても発達年齢（精神年齢）が4歳であれば、4歳の幼児の理解力ということですから、そのつもりで接することが必要です。ただ、障害児者を目の前にしたとき、その人の精神年齢はすぐにはわかりません。しかし、ちょっとした言葉かけとその反応から、おおよその発達の姿を知ることが可能です。そのためには、発達の基準となる尺度を知らなければなりません。障害者歯科で患者の発達を評価するのにしばしば用いられているのは、遠城寺式乳幼児分析的発達検査表ですが、その評価シートには発達を評価する基本項目が書かれています。

　基本項目は、①運動、②言葉、③社会性の3つに分かれています。つまり、発達はこの3つの分野で評価するということです。さらに、3つの項目は、それぞれ2つの領域に分かれます。①運動は、粗大運動と巧緻運動を評価します。粗大運動は大きな関節を使う運動です。たとえば、起き上がる、座る、歩く、走る、スキップする、手を廻す、ボールを投げる、蹴るなどです。巧緻運動とは小さな関節を使った運動です。たとえば、指を折る、物をつまむ、スプーンやはしを使う、紙を折る、指で物を廻すなどです。噛む動作も巧緻運動です。

　②言葉は、表出言語（外言語）と理解言語（内言語）の2つを評価します。表出言語は、言葉どおりに

音声として外に出る言葉です。人に伝えるための言葉といえます。ここでは語彙数、文章の完成度、構音などをみます。また、理解言語というのは、理解している言葉のことです。たとえば色がわかる、大小、長短、高低がわかるなどです。言葉を理解することと、言葉を外に発するのは脳の中で異なった部位を使っています。ですから、わかっていても言えないということが起きます。「リンゴを取ってください」と言うとリンゴを渡してくれる障害者に、リンゴを指して「これはなんですか」と聞いても答えられないという状況がそれです。わかっていても言えないという現象です。このことは、幼児の発達の途中、2歳前あたりでは普通にみられることです。ただし、聴覚障害は除きます。内言語は私たちがものを考えるとき、空想するときなど、ごく普通に用いています。

　言葉の発達に問題がある場合、言葉が出ないという状態と、聞こえる言葉を理解できないとでは意味が異なります。ですから、障害者に「こんにちは。いまおいくつですか」と声をかけただけで、その答えと表情から言葉の発達の遅れを感じ取ることができます。表情というのは、怖がっていれば使える言葉も使えなくなるからです。少し慣れて遊んでみると、子どもの発達の姿が予測できるものです。

　③社会性は、基本的習慣（ADL）と対人関係です。ADLは日常生活動作のことで、食事の自立性、排泄の自立性、着替えの自立性を評価します。自分で食具を使って食べることができるかや食事のマナーについて、トイレで排泄や後始末ができるか、パンツやシャツを前後を間違いなく着ることができるか、靴下をはくこと、ズボンをはくこと、セーターを着ること、脱いだものをたたむことなどの

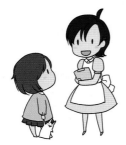

様子を評価します。最後は、他人との関係についてです。コミュニケーションの様子を観察しますが、たとえば、後追い、手をつなぐ、ごっこ遊びをする、許可を求めるなどです。

　この運動、言葉、社会性の発達で、子どもの発達の姿を評価するのが、子どもの発達を見るということです。3つの分野は、どの検査法でも基本的に同じです。客観的な観察で評価するか、あるいは課題を与えてその回答から評価するのかの違いがありますが、何を見るのかはほぼ同じです。

発達の個人内差が激しい障害児

　20歳の障害者でも、精神年齢が6歳という重度の知的能力障害者もいます。この場合、IQは6/20×100で30です。つまり重度の知的能力障害者ということです。ただ、IQは各分野の発達年齢を平均したものですから、必ずしも意味がある値とはいえないときがあります。知的能力障害が顕著な人の発達は、3つの分野、6領域ともすべてが同じように正常域より低いという特徴がみられます。つまり、IQ30ということは、全領域ともおおむね30％前後の発達であるということです（図1）。

　ところが、運動85％で生活年齢相応で、しかし言葉は30％の発達を示し、社会性ではADLは60％なのに、人間関係は40％という検査結果にしばしば遭遇します。この場合、85＋30＋60＋

40で215となり、平均が54でIQ54と計算してもその意味はあまりありません。この場合、各項目の差が意味をもつのです。つまり、単なる知的能力障害でなく、発達の個人内差が激しい障害者といえます。自閉スペクトラム症などではこの傾向があります（図2）。

　発達は年齢相応でバランスがとれていれば、適切な判断、行動、コミュニケーションにつながります。運動が60％の発達で、言語が80％、社会性は70％というと、平均すると境界域になりますが、この程度の発達では一見問題のない子にみえます。しかも、言葉の発達が高いため、実際は神経発達症（発達障害）があるにも関わらず、大人びておしゃべりのかわいい子と誤解されやすいようです。

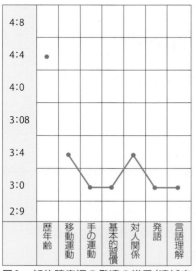

図1　知的障害児の発達の様子（遠城寺式乳幼児分析的発達検査表のイメージ）
歴年齢4歳4か月であるが、子どもの姿に全体的に1年以上の遅れがある。

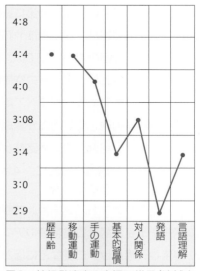

図2　神経発達症の小児の様子（遠城寺式乳幼児分析的発達検査表のイメージ）
4歳4か月の小児のかたよった発達の姿。特に、発語や言語理解に遅れがみられる。しかし、運動には大きな遅れはみられない。

やってみよう

以下の問いに○×で答えてみよう（解答は巻末）

1. 聴覚障害の判定には、デシベル（dB）値が用いられる。

2. ネグレクトによって、知的発達が遅れることがある。

3. 乳児期を過ぎても定頸しない場合は、発達に遅れがある。

4. 染色体異常の多くは、知的能力障害を伴う。

5. 精神障害には、精神作用物質による精神疾患などがある。

6. 神経発達症（発達障害）の症状は、定型的で個人差が少ない。

7. 自閉スペクトラム症児は、正常な知的発達を示す。

8. Down症候群では、歯周炎が進行しやすい。

9. Down症候群では、21番染色体の異常がみられる。

10. 脳性麻痺は肢体不自由である。

11. 脳性麻痺では象牙質形成不全がみられる。

12. 筋ジストロフィーの主な症状は感覚麻痺である。

13. 骨形成不全は骨折しやすい。

14. 統合失調症では、四肢全体が麻痺している。

15. オーラルディスキネジアは随意運動である。

16. 血管性認知症は若年者に多い。

17. 注意欠如・多動症では、注意力が低下している。

18. 向精神薬の多くは、唾液分泌に影響する。

19. 高次脳機能障害は、認知機能や精神機能の障害で日常生活に支障がある。

20. 高次脳機能障害の原因としては、認知症が最も多く60～70％を占める。

21. 半側空間無視とは、目の前の空間の半分に注意が向かない障害である。

22. 失語症は、言葉の機能がすべて障害される。

23. 筋萎縮性側索硬化症は筋肉が変成する疾患である。

24. パーキンソン病は、錐体外路症状を示す可逆性の疾患である。

25. パーキンソン病は特徴的に、4大症状として安静時振戦、筋固縮、無動・寡動、姿勢反射障害などがあげられる。

26. 全身性エリテマトーデスは、口腔内に無痛性の潰瘍が認められる。

27. ベーチェット病は口腔粘膜のアフタ性潰瘍を主徴の1つとする急性疾患である。

28. 尋常性天疱瘡は、口腔などにほとんど粘膜病変はみない。

29. シェーグレン症候群は自己免疫疾患である。

30. ニコルスキー現象は、一見健常にみえる皮膚をこするとすぐにびらんになる。

第5章
障害者歯科の診療補助

1. 初診時の対応

①医療面接でわかること

②診療計画と歯科衛生士の役割

③障害についての把握

2. 再診時の対応

①治療前の準備

②治療の手順

3. 診療補助に必要な配慮

①知的能力障害者、自閉スペクトラム症者、脳性麻痺者における歯科診療補助の配慮点

②脳卒中後遺症患者の診療補助に必要な配慮

③トレーニングでの診療補助と術式

4. 薬物を用いた行動調整時の診療補助

①笑気吸入鎮静法の診療補助

②静脈内鎮静法での診療補助

③全身麻酔の診療補助

5

1 初診時の対応

1 医療面接でわかること

患者が歯科を初めて受診し歯科治療に入るまでには、受付、医療面接、検査、診断、治療へというステップが考えられる。医療面接によって、信頼関係の確立、情報収集（必要な情報）（表1）、治療に対する動機づけなどができる。

障害者歯科の場合、歯科医師が治療に入る前に、歯科衛生士が医療面接を行うことは、いくつかの利点が考えられる[1]。たとえば、障害者歯科現場において、患者や保護者の診療に対する不安や疑問がある場合、歯科医師には質問できないことでも歯科衛生士には聞きやすいということがよくある。また、歯科衛生士の適切なアプローチによって、患者や保護者との信頼関係を築く機会にもなる。そのためには、患者の全身状況、日常生活のリズム、生活環境、対象者に対する介助者、歯科治療経験の有無など、歯科衛生士は、医療面接を通して患者を適切に把握しなければならない（表2）[2]。

患者や保護者が安心して何でも話せるように、必要な情報を引き出し、対話を進めていくためには、コミュニケーション術や聞きやすい環境を作ることが必要である。医療面接を行うときは、騒がしい場所や隣に患者がいるような診療台では行わず、患者や保護者が落ち着くような場所や環境設定が必要である。

医療面接
初診時だけでなく、すべての診療時に行う対面行為。

表1　初診時の医療面接内容

・名前、年齢、家族歴	・服用薬の有無
・全身状態 　　既往歴、現病歴、現症	・発達レベル 　　発達検査、知能検査、療育手帳の 　　等級
・主訴	・障害の種類
・口腔内状態	・歯科経験の有無
・う蝕の有無、歯周病の有無	・コミュニケーションの手段
・歯磨きの自立の有無	・パニック時の対応方法
・介助者の有無	・生活環境

表2　医療面接での注意点

> 1．うなずきや相づちをする
> 2．アイコンタクトをとる
> 3．優しく暖かい態度で接する
> 4．わかる言葉で説明する
> 5．患者サイドの話はうのみにしない
> 6．面接時の対象者の表情、態度、精神状態を診る
> 7．保護者の対象者への関わり方や態度を診る

（酒井信明，緒方克也監修：歯科衛生士のための障害者歯科，82，医歯薬出版．1996．より一部改変）

　また、障害児者の保護者は、特にプライバシーを気にする場合が多いため、カウンセリングルームやカウンセリングコーナーなどで医療面接を行うことが望ましい。

　障害児者や保護者に対して医療面接を行うときは、面接時間を考慮する必要がある。患者のもつ障害によっては、初めての場所で不安や恐怖のために長時間じっとしていられなかったり、カウンセリングルームから出て行ったり、自傷_{しょう}行為などが表出される場合も考えられるため、歯科衛生士には障害についての十分な知識や情報が必要とされる。そして、医療面接で得た患者の情報を整理し、歯科医師に前もって伝えることで、歯科治療をスムーズに進めることができる。また、歯科衛生士自身も口腔ケアプログラムなどの作成が容易になる。

❷ 診療計画と歯科衛生士の役割

　初診時に、歯科衛生士による医療面接で対象者の情報を収集後、口腔内検査および歯磨き介助などを実施する。そのときの状態や患者の情報を医療面接から収集し、アセスメントしたあと、どのような対応・処置が必要かなどについて、歯科医師や歯科衛生士などスタッフ間でミーティングを行い、治療計画および歯科保健管理計画を立てることが必要である。

　治療計画や歯科保健管理計画などの診療計画については、歯科医師、歯科衛生士だけでなく、多職種（医師、言語聴覚士、理学療法士、栄養士、看護師、介護福祉士など）が連携を取ってアプローチする場合もある。また、ここでいう歯科保健管理計画とは、障害者の歯科保健への支援を行い、健康づくりの管理計画を立て、予防や健康管理を実践し日常生活のQOLを高めるために歯科衛生士が行うことである。

　歯科衛生士の役割は、歯科衛生士法で定められている、診療の補助、歯科保健指導、予防処置などである[3]が、障害者歯科の場合、対象者は身体や精神に何らかの障害があり、通常の歯科治療に適応しない場合が多いため、障害についての理解が必要である。つまり、障害者歯科の特殊性を把握し、障害ということを考慮した診療の補助、歯科保健指導、予防処置をしなければならない。

歯科保健管理計画

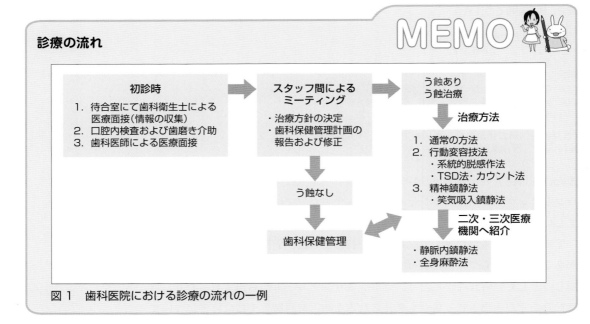

MEMO

診療の流れ

初診時
1. 待合室にて歯科衛生士による医療面接（情報の収集）
2. 口腔内検査および歯磨き介助
3. 歯科医師による医療面接

スタッフ間によるミーティング
・治療方針の決定
・歯科保健管理計画の報告および修正

う蝕あり
う蝕治療

治療方法
1. 通常の方法
2. 行動変容技法
　・系統的脱感作法
　・TSD法・カウント法
3. 精神鎮静法
　・笑気吸入鎮静法

う蝕なし

歯科保健管理

二次・三次医療機関へ紹介
・静脈内鎮静法
・全身麻酔法

図1　歯科医院における診療の流れの一例

障害者歯科の特殊性とは、障害への理解と受容、障害に対する理解と知識、障害者関連法律の理解と知識などの一般的なことから、障害に伴った口腔内の特徴、全身管理、行動管理や、対象者の精神的・社会的発達および介護や看護方法などの専門的知識や技術などである。障害者歯科に携わる歯科衛生士には、このような特殊性についての知識や技術および障害者関連の法律の知識が求められる。障害者の歯科保健への支援を行い、健康づくりの管理計画を立て、予防や健康管理、リスク管理を実践する。つまり、口腔の健康を通して障害者の日常生活のQOLを高めるための生活支援を行うことが、障害者歯科における歯科衛生士の役割といえる。

全身管理

行動管理
行動をよい状態に保つこと。

健康管理

リスク管理
危険がないように、とりしきる（よい状態に保つ）こと。

③ 障害についての把握

障害に対する特殊性について理解するためには、障害に対する理解や知識、障害者の生活状況や経済状況、障害者福祉制度、障害者医療制度の理解と知識などの一般知識と、障害に伴った歯科的特徴、全身管理、行動管理、言語や社会性発達の把握および看護の心得などの専門的知識と技術が必要となる。障害者基本法で定められている障害の種類は、身体障害、知的（能力）障害、精神障害（発達障害を含む）に大別される。　　　　　　　　　　　（筒井　睦）

文献
1）酒井信明，緒方克也 監修：歯科衛生士のための障害者歯科，82-85，医歯薬出版．1996.
2）酒井信明，緒方克也 監修：歯科衛生士のための障害者歯科，82，医歯薬出版．1996.
3）全国歯科衛生士教育協議会 監修：最新歯科衛生士教本 歯科衛生士と法律・制度（第2版），3-16，医歯薬出版．2012.

2 再診時の対応

おぼえよう

①療育手帳や発達検査などから患者の発達の程度を把握する。

②障害特有の問題だけでなく、全身状態などにも配慮して安全な治療が行える
　ように歯科衛生士業務にあたる。

③行動調整の方法に対する知識が必要である。

初診時の医療面接によって得られた患者情報や口腔内の状況などから治療計画や口腔健康管理のための計画を立案する。しかし初診時には、患者も保護者も緊張していることが多く、一度の医療面接ですべてを把握することは難しい。何度か接することで信頼関係が構築され収集できる情報もある。

医療面接はあらゆる対面行為や場面ごとに行う必要があり、状況によっては計画の変更が必要な場合があるので、歯科衛生士は常に患者と保護者に寄り添い情報を聞き取り、患者本人や保護者が相談しやすい雰囲気を作るように心がける。

① 治療前の準備

1）障害のある人への対応

障害のある人への対応について表1に示す。患者それぞれの発達段階と個性を考慮しつつ、優しく愛情をもって接する。また常に患者の人権と尊厳が保たれなくてはならない。

表1　障害のある人への対応

①優しく愛情をもって接する（tender loving care）
②安心できる環境・人間関係を築く
③根気よくコミュニケーションに努めて声かけをする
④コミュニケーションの方法は、視覚媒体を使用することもある
　（※ TEACCH、PECS など）
⑤知的発達面の評価だけでなく、家庭・学校・施設での行動や生活状況も参考にする
⑥ TSD 法を基本として、器具操作を行う際は予告をする
⑦嘘をついたり騙したりしない
⑧診療手順の効率化を図り、時間を短縮する
⑨工夫をしてさまざまなアプローチを試みる
⑩常に患者の人権と尊厳が保たれなくてはならない

（日本障害者歯科学会編：スペシャルニーズデンティストリー 障害者歯科，229，医歯薬出版．2009．より改変引用　※ a）b）より改変）
a）森崎市治郎，緒方克也，向井美惠 編著：障害者歯科ガイドブック，173-183．医歯薬出版．1999．
b）福田 理：精神遅滞患者の歯科医療．障歯誌 28，1-10．2007．

TEACCH プログラム

場所や空間のもつ意味、予定などを目で見てわかりやすく工夫すること、構造化することが大切である。→ p.118「3 構造化と視覚支援」参照。

PECS

絵カードを介して双方向のコミュニケーションを行う。

2）情報収集の必要性

　診療記録から、歯科既往歴（歯科治療時の抑制経験の有無など）、全身状態（心疾患、てんかん、服薬など）、コミュニケーション方法、固執やパニックなどについて確認する。長期にわたって通院している患者であっても服薬状況や全身状態は変化するので注意が必要である。また、診療記録以外にも**療育手帳**や**発達検査**などから患者の発達の程度を把握することが可能である。

　発達年齢3歳10か月以上で歯科治療に適応できる者が多くなる傾向にあり[1]、トレーニングの適応となるといわれている。しかし過去の歯科治療の際に受けたトラウマや歯科疾患の程度などによって、全身麻酔を選択することがある。その場合でも、その後の口腔の健康を維持するために歯科に慣れるためのトレーニングが必要である。発達検査が行えない場合は、日常生活の能力を聞き出すことも有効となる[2,3,4]（**表2**）。

3）治療内容の把握と事前の準備

　障害者が安心して治療を受けられるようにスムーズな診療補助を行わなければならない。そのためには、治療部位や治療内容を把握し治療方法やその術式なども理解する必要がある。必要な機材は、あらかじめ準備しておくことが望ましいが、患者の目に触れさせたくないものは隠しておく場合もある。

❷ 治療の手順

1）患者の観察とスモールステップ

　スモールステップで行う系統的脱感作法の一例を**図1**に示す。

療育手帳
発達検査

> **トレーニング**
>
> 理解力や判断力不足、過去のトラウマなどから歯科治療に適応できない患者に対して、行動変容法などを応用し歯科治療へ適応させるための一連の訓練。→ p.83 参照。

表2　治療への適応を予測できる日常生活の能力

> ①長い短いがわかる
> ②ボタンをはめる
> ③入浴時にある程度自分で体を洗う
> ④信号を見て正しく道路を渡る

スモールステップ
系統的脱感作法

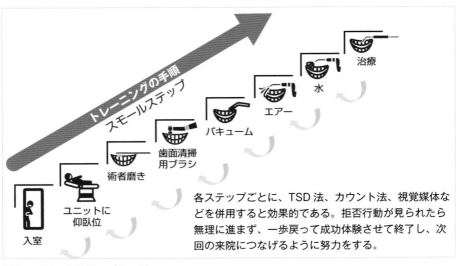

各ステップごとに、TSD法、カウント法、視覚媒体などを併用すると効果的である。拒否行動が見られたら無理に進まず、一歩戻って成功体験させて終了し、次回の来院につなげるように努力をする。

図1　スモールステップの一例

待合室から患者を呼び入れ、不安や緊張、拒否の状況を観察する。保護者等の様子も同時に観察する（※患者を誤認しないように注意する）。入室時の様子や歯科用ユニットに仰臥位になれるか、など一つひとつ観察し、段階ごとにスモールステップで進める。

スモールステップにすることで成功体験を増やし、またできたことをすぐに褒めることで正の強化因子となる。個々に目標や苦手なものが異なるため、患者それぞれに合わせてステップを変更、追加する必要もある。

正の強化因子

2）チェアサイドでの補助

（1）治療時の注意

患者の緊張を和らげるように声をかけて誘導し、ユニットに仰臥位にさせて治療終了まで、患者の表情や体の動きを観察し適宜声をかける。

患者によっては、注射器を見ることで恐怖を感じる場合があるため注意する。麻酔時には、麻酔薬が漏れて苦く感じることで拒否する場合もあるのでバキュームを使用できる患者の場合は吸引する。

（2）開口方法

開口器使用の際は、歯の破折や脱臼、粘膜の損傷、誤飲・誤嚥、嘔吐反射などに注意し、正しい位置で確実な保定を行う。開口器の種類によってはタオルなどを当てて、器具が直接頬などに当たって損傷しないように配慮する。同時に補助者は指などを挟まないように注意する（図2）。

開口を誘導する方法として K-point 刺激（図3）[6] や下顎前歯部唇側面に人差し指を入れて、ゆっくりと押し下げる方法（図4）などもある。

K-point 刺激

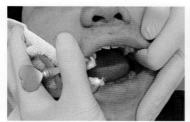

図2　開口器の使用
開口器は、口唇が巻き込まれないように注意して挿入し上下顎の臼歯部で固定する。

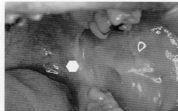

図3　K-point 刺激
臼後三角後縁のやや後方の内側（図内白色部：K-point）を臼歯の後方から口腔内に指などを挿入し、圧迫刺激する。

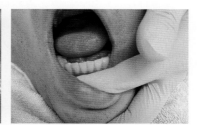

図4　口腔内に指を入れて開口を誘導
「お口を開けてください」などと声をかけて、人差し指でゆっくりと押し下げて開口を誘導する。開口のきっかけをつくり、スペースができたところに開口器を入れることができる。

（3）ラバーダム防湿

ラバーダム防湿を行う場合は、手早く装着できるように補助を行う。ラバーダムクランプにはデンタルフロスを装着し誤飲・誤嚥を防止する。処置中に唾液が溜まった際はバキュームで吸引する。咬反射などでラバー部分を噛まれて口腔内に落下する恐れがあるので、バキュームを不用意に舌側には入れない。

（4）スタッフ同士の協力

　処置はフォーハンドシステムで行うことが望ましいが、治療に適応できない障害者に対してはフォーハンドに加え、さらにサポートしてくれるスタッフが必要な場合もある。音、光、痛みなど小さな刺激でも拒否につながる可能性があるので常に患者を観察し、スタッフが協力して素早く処置が進むように努める。

<table>
<tr><td>フォーハンド
システム</td></tr>
<tr><td>1口腔の診療の際に、術者と補助者の4本の手で能率的に診療を進める。</td></tr>
</table>

3）治療や処置後の配慮

　歯科治療を受けた後、パニックに陥って大声を出したり、飛び跳ねたり、走り回ったりする患者もいる。感情の表出はさまざまなので、歯科衛生士は、患者が落ち着いて帰宅できるように見守る。診療時には、個室かできるだけ区切られた空間を用意し、医療安全に注意し不要なものは置かないように整理しておく。また、麻酔後の注意や治療部を気にして口の中に手を入れる可能性など、あらかじめ予想される事象については、保護者等に説明しておく必要がある。治療終了後には、できたことを褒めて、次回の治療につなげるように心がける。

4）もう一つの観察と配慮（虐待）

　障害者の歯科診療を行う際に、虐待についても注意深く観察する必要がある。障害者の虐待は、①身体的虐待、②放棄・放置、③心理的虐待、④性的虐待、⑤経済的虐待に分類され、虐待を受けたと思われる障害者を発見した者に速やかな通報を義務付けている[7]。障害者の虐待では、被虐待者が虐待を受けていることを認識していない場合もあるので患者、保護者、介助者の観察と医療面接は注意深く行う必要がある。

表3　虐待のサイン例

全身的所見	歯科的所見
服装が季節と一致しない	プラークコントロールが全くされていない
服や頭髪が不潔	重度の歯肉炎
傷やあざの説明のつじつまが合わない	多数歯う蝕
自傷行為が見られる	多数歯にわたる根尖病巣

<table>
<tr><td>デンタルネグレクト</td></tr>
<tr><td>口腔内の治療を受けさせない、口腔内のケアが全くされていないことをいう。</td></tr>
</table>

5）医療安全のために使用する器具

　患者一人ひとりに合わせて、生体情報モニター、ステンレス製ミラー、フロス付ローラーコットン、長いローラーコットン、多機能バキュームチップなどを使用して医療安全に努める。

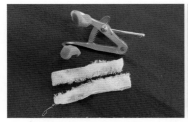 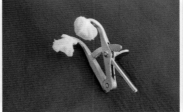 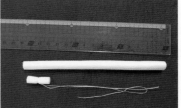

図5　誤飲や誤嚥防止の工夫
口腔内に開口器のゴムやローラーコットンなどを落下させない工夫をする。

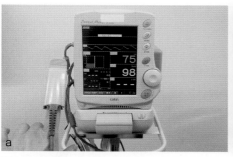
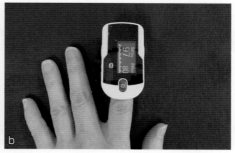

図6　モニターの使用
a：生体情報モニター。心拍数やSpO$_2$（経皮的動脈血酸素飽和度）、血圧などをモニターする。
b：パルスオキシメータ。SpO$_2$をモニターする。

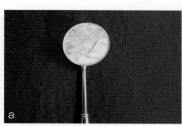
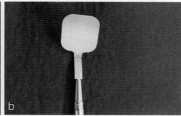

図7　ステンレス製ミラーの使用
a：破損した通常のミラー
b：ステンレス製ミラー。噛まれても破損しにくい。

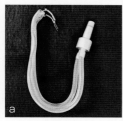
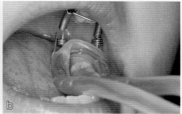

図8　多機能バキュームチップ zoo$^®$
a：全体像　b：口腔内への装着（バネの力で開口をアシストして同時に唾液の吸引を行う）

（梶　美奈子）

文献

1）小笠原　正：知的障害児・者への行動療法の応用基礎と臨床．障歯誌 24(2)，80-88．2003.
2）穂坂一夫，大槻征久，小島広臣 他：発達障害者の歯科治療への適応予測のための簡便な検査の検討．障歯誌 23(1)，33-39．2002.
3）渡辺達夫：知的障害者のための歯科治療．松本歯科大学出版会．1997.
4）日本障害者歯科学会 編：スペシャルニーズデンティストリー障害者歯科．医歯薬出版，42，236-237，240-241，256，2009.
5）全国歯科衛生士教育協議会監修：歯科衛生士教本 障害者歯科．医歯薬出版，57-58．2013.
6）東京都歯科医師会 監修：スペシャルニーズデンティストリーハンドブック 障害者歯科医療ハンドブック改訂版．2015.
7）厚労省障害者虐待の防止、障害者の養護者に対する支援等に関する法律の概要．〈https://www.mhlw.go.jp/file/06-Seisakujouhou-12200000-Shakaiengokyokushougaihokenfukushibu/0000129721.pdf〉
8）京都歯科医師会：かけがえのない命のために～知っておきたい児童虐待～．2010.〈https://www.kda8020.or.jp/info/wp-content/uploads/2010/05/gyakutai.pdf〉
9）日本摂食嚥下リハビリテーション学会医療検討委員会：訓練法のまとめ（2014 版）．日摂食嚥下リハ会誌 18(1)，55-89，2014.
10）全国歯科衛生士教育協議会監修：最新歯科衛生士教本 歯科診療補助論．50-51，医歯薬出版，2007.

3 診療補助に必要な配慮

おぼえよう

①知的能力障害者や自閉スペクトラム症者では、顔の表情を観察し、患者の心の動きを感知するため、肩や腕に触れながら、不適応行動を予測し対応する。

②脳性麻痺者では、筋の緊張や不随意運動をコントロールし、全身管理に配慮した体位、姿勢が重要である。

③脳卒中発症の要因となった基礎疾患や服用薬などを確認する。

④脳卒中後遺症患者では脳損傷部位の反対側の上下肢に麻痺を認めることが多い[3]。

⑤トレーニングは学習理論に基づく技法を用いて、歯科治療への適応行動を得るようにする。

⑥弱い刺激のものから始めて、順に強い刺激へステップアップしていく系統的脱感作法を用いる。

⑦スモールステップの原理を応用して患者の様子をみながら少しずつ進めていく。

　障害のある人への歯科診療補助における歯科衛生士の役割は、歯科医師が行う歯科治療の補助・介助と、障害のある人が安心して歯科治療を受けられるように支援または介助を行うことである。そのために歯科衛生士は、障害のある人の今の気持ちを理解しようする姿勢が大切である。また、障害の特殊性を理解し、歯科医師と治療方針や行動調整の方法について事前に打ち合わせをすることで、安全で迅速な歯科診療をスムーズに進めることができる。

① 知的能力障害者、自閉スペクトラム症者、脳性麻痺者における歯科診療補助の配慮点

　知的能力障害者、自閉スペクトラム症者、脳性麻痺者における歯科診療補助の配慮点を、表1に示す。

（寺田ハルカ）

文献

1）石黒 光. スペシャルニーズのある人の歯科医療：日本障害者歯科学会編. スペシャルニーズデンティストリー障害者歯科（第1版）, 257, 医歯薬出版. 2009.

2）石井里加子. 明日から活かす歯科診療補助の基本と Tips（ちょっとしたコツ）；障歯誌 31（1）, 21-29. 2010.

表1a　歯科診療補助における障害別配慮点

障害	留意すべき事項	配慮点
知的能力障害・自閉スペクトラム症・他の神経発達症（発達障害）	診療前後	・体調不良や生活環境の変化、排泄などは不適応行動の原因となるため、治療前に確認する ・術前術後の様子は、患者や保護者の表情や態度の変化を観察し、記録し経過を追う
	不適応行動の予測	・顔の表情を観察し、患者の心の動きを感知するため、肩や腕に触れながら、不適応行動を予測し対応する
	器具および材料の受け渡し場所	・突然動いても支障のない安全な場所、術者が器具を受け取りすぐに操作が可能な治療野に近い場所
	開口保持器・バイトブロック	・術者または補助者の指で固定保持し、治療中滑落していないか確認する ・口角部および口腔粘膜の損傷、動揺歯に注意する
	適応行動の形成・強化	・個々の知的能力や心理的特性コミュニケーション能力に合わせた、行動変容技法によるアプローチ
	バキュームの操作	・予告せずにバキューム操作やスリーウェイシリンジを使用して驚かせない
	予約の配慮	・行動障害や多動によって待てない患者は、待ち時間の少ない時間帯に予約する。騒がしい音、泣き声で情緒が不安定になる者には、静かな空間や時間帯に予約する

表1b　歯科診療補助における障害別配慮点

障害	留意すべき事項	配慮点
脳性麻痺	コミュニケーション	・知的能力を評価し、可能なかぎり意思を確かめる努力が必要
	診療姿勢	・筋の緊張や不随意運動をコントロールし全身管理に配慮した体位、姿勢が重要である ・会話や雰囲気、BGM などで精神的な緊張を緩和する[1] ・診療椅子の背板やヘッドレストの角度を調整し、膝下にクッションを挿入することで、緊張を緩和する姿勢緊張調整パターン（反射抑制姿勢）を試みる ・車椅子やバギー上で診療を行ったほうが、緊張が少ない場合がある
	診療台への移動・移乗	・保護者や付き添いの方に、移動や移乗の際の注意点を事前にたずねる ・移乗は、腰の負担軽減と安全のため、できるだけ一人では行わない ・入室や治療椅子への移動時の転倒に注意する
	開口誘導と保持	・精神的な安心感が得られるよう優しく丁寧に対応し、これから何を行うか事前に説明する ・術者の指腹を下顎前歯口腔前庭部に当て、呼吸のリズムを観察し、呼気後、呼吸のタイミングに合わせ、声かけしながら顎を下方に引き下げ誘導する[2]
	バキュームの操作	・咬反射があるため頬側より吸引する ・唾液や水分が咽頭部へ流入しないよう、常に吸引を心がける
	嘔吐反射への対応	・吸引時は、嘔吐反射を誘発させないよう、軟口蓋や咽頭部、舌根部へのバキュームの挿入に注意する ・嘔吐する可能性がある場合は、食事制限を行い予約時間を調整し、嘔吐した場合は、顔を横に向け気道を確保し、嘔吐物を吸引する
	治療中	・不意な刺激から患者を驚かせたり、緊張を与えない（金属音、直接ライトを目に当てない） ・身体への接触、姿勢の変化に注意する

② 脳卒中後遺症患者の診療補助に必要な配慮

脳卒中後遺症患者における歯科診療補助の配慮点を表2に示す。

表2　歯科診療補助における障害別配慮点

障害	留意すべき事項	配慮点
脳卒中後遺症	診療前後	・脳卒中発症の要因となった基礎疾患や服薬の確認、バイタルサインなどの評価
	コミュニケーション	・簡単な言葉でゆっくり、はっきりと伝える ・失語症がある場合は YES・NO で答えられる質問とする ・患者の表情や視線などに気を配る ・患者の受け止め方や能力に応じて、歯の刷掃指導や治療の説明の方法に工夫を加えたり、繰り返し説明を行う[4]
	診療台への移動・移乗	・診療室への導入はバリアフリーのもと転倒などに十分注意する ・できるかぎり健側から座れるように誘導する ・介助者がいる場合は事前に介助方法を確認しておく
	診療姿勢	・安心・安楽な姿勢とする ・誤嚥しやすい場合は頭部後屈にならないようにヘッドレストを調整する ・姿勢を安定させるために必要に応じて麻痺側にクッションなどを用いてポジショニングを行う
	バキューム操作	・注水下での治療は水の量を最小限とし、適切なタイミングでバキューム操作を行う ・誤飲・誤嚥には十分に注意し、必要に応じて吸引器なども併用する
	治療中	・治療中もバイタルサインの測定を行い、記録する ・適宜声かけを行い、心理面への配慮を行いながら、患者の反応を確認する ・万が一、治療中に脳卒中の再発を疑ったら、ただちに治療を中断し専門医療機関を受診させる
	治療後	・歯科治療後の急激な体位変換や起立歩行では、起立性低血圧に注意する[5]
	予約の配慮	・移乗などに時間を要する場合もあるため、余裕をもって予約時間を設ける

（二宮静香）

文献

3）三宮克彦：脳卒中による障害発生メカニズム；菊池晴彦総監修：脳卒中看護実践マニュアル，66．メディカ出版 2011．

4）森崎市次郎，西﨑智子：障害者歯科は障害の種類や特徴を知るところから始まる；緒方克也監修：歯科衛生士のための障害者歯科，79．医歯薬出版，2006．

5）平塚正雄：脳血管障害後遺症；日本障害者歯科学会編：スペシャルニーズデンティストリー（第2版），87．医歯薬出版．2017．

③ トレーニングでの診療補助と術式

使用器材

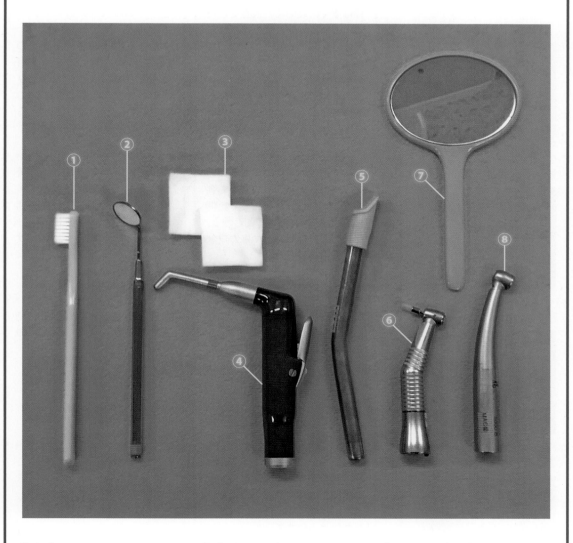

①歯ブラシ   ②デンタルミラー   ③コットンガーゼ
④スリーウェイシリンジ   ⑤バキューム   ⑥コントラアングルハンドピース
⑦手鏡   ⑧エアータービンハンドピース

診療手順

 術者手順
（歯科医師・歯科衛生士）

診療補助および留意点
（歯科衛生士）

1　ユニットへ誘導

①患者の行動観察と医療面接。
②診療器具は患者の目につかないようにする。
③原則として、TSD法で行う。

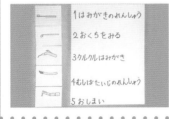

落ち着いたトーンで静かに優しく話しかけ、術者の意思を的確に患者に伝える。達成できた目標はすぐに褒める。入室できたこと、ユニットに仰臥位になれたこと「すごいね」「できたね」とすぐに褒める、患者にとって自身が今行った行動は良い行動だと感じてもらう（オペラント条件付け）。

患者が安心できるよう落ち着いた声でゆっくり、はっきり話す。優しく愛情をもった接し方（Tender Loving Care）をする。
障害特有の問題で視覚支援のために媒体（絵カード）を用いることや、患者一人ひとりにあわせて何をすればよいのかを、わかりやすく提示すること「構造化」も有効である。

2　歯ブラシ

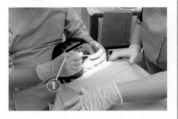

日常生活でも見慣れていて口腔内に用いる器具のなかで最も刺激の弱い歯ブラシを見せて、仰臥位で落ち着いた状態で行う。見通しを立たせるためにカウント法で歯磨きを行う。

トレーニング中、術者が称賛や、カウント法など患者に声かけしている際には衛生士は声かけして言葉を被せてはいけない。指示する者、声かけが複数になると混乱してしまうためである。

3　コットンガーゼ

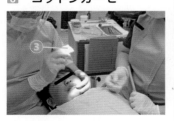

歯ブラシを用いた際に口腔内が泡立ってしまうことがある。その場合には、コットンで口腔内を拭う。

術者は口腔内や全身反応を見ているので的確にコットンの受け渡しをする。

4　デンタルミラー

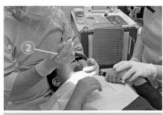

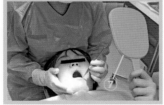

TSD法を用いて、ミラーであれば「鏡です」と伝え、よく見せて、口腔内に入れる。慣れないうちは、歯列弓の内側には挿入しないようにする。
今行っていることを自分で見て確認すると納得するようなら手鏡も有効である。

ミラーを噛み込んでしまうことがあるため、ステンレスミラーを用いる工夫を行うこともある。

診療手順　　　　　 術者手順
（歯科医師・歯科衛生士）　　　　診療補助および留意点
（歯科衛生士）

診療手順	術者手順（歯科医師・歯科衛生士）	診療補助および留意点（歯科衛生士）

5　スリーウェイシリンジ（エアーのみ）

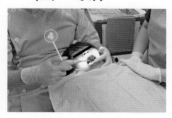

エアーなどの器具は、過敏がない場合は、手首、肘、肩、頬、口腔内の順で遠位から近心へと近づけていく。以後の器具も同様である。

「風さんだよ、涼しいね」など婉曲語法を用いて場を和ませる。

6　バキューム

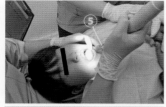

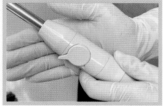

音に対して恐怖心が強い場合は、バキュームスイッチをゆっくり緩め小さな音から行う。手に当てて「掃除機だよ」など婉曲語法を用いて、口腔内へ挿入する。

器具を術者に受け渡す際は、バキュームスイッチをオフにして渡す、もしくは最も弱い吸引状態で渡す（器具を持ち上げたときに大きな音が鳴らないよう配慮しておく）。

7　コントラアングルハンドピース

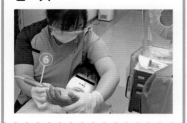

「先生の歯ブラシです」と婉曲に伝え、患者の手に当てて回転させ、次は口腔内へ最初はブラシを回さず、研磨用ペーストも使用せず行う。カウント法を用い、できるようなら研磨用ペーストを使用する。

コントラアングルハンドピースにしっかりポリッシングブラシが接続されているか確認し偶発事故を防止する。研磨用ペーストは刺激の少ないものや患者がいつも使っている味のペーストを用意する。

8　繰り返しトレーニング
順にできたら歯ブラシから繰り返す。途中で不適応行動になった場合は歯ブラシに戻り繰り返す。

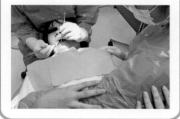

上手にできているからといって長時間行わない。ストレスのない状態で成功体験のままトレーニングを終了させることが重要である。そのため、最後に刺激の弱い歯磨きで終わることがある。

途中で不適応行動となった場合は体動コントロールを行うこともある。突発的に生じるため、アシスタントも患者をしっかり観察し、手が空いたときには肩にそっと手を置いたり、手を握ったりすることで少しの動きを察知することができる。患者が落ち着いてきたら抑制を緩める。

※以上でトレーニングは完結するが、治療が必要な場合はエアータービンハンドピースを用いたトレーニングも加える。（次頁）

診療手順

 術者手順
（歯科医師・歯科衛生士）

診療補助および留意点
（歯科衛生士）

1　エアータービンハンドピース（水なし）

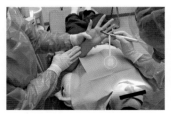

イヤーマフの使用

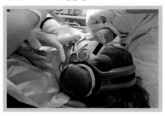

風と音が出ることを事前に知らせる。必要があれば手の上で練習しカウント法を用い行う。

「ジェット機」など婉曲語法を用いる。聴覚過敏の患者には小さな刺激で拒否につながる場合はイヤーマフを使用するなど音の遮断を行う。

2　エアータービンハンドピース（注水あり）とバキューム

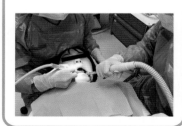

風と音と水が出ることを事前に知らせる。「水が出てきて驚かないかな？」と声かけをし、必要があれば手の上で練習してから、バキュームで吸う。カウント法を用い行う。
回転したままで手や口腔内に触れさせてしまうと裂傷を生じることがあるので気を付ける。

「ジェット機」「掃除機」など婉曲語法を用いる。吸引時に嘔吐反射を故意に誘発させないようバキューム操作を確実に行う。口を閉じてしまう場合があるのでチップが外れないよう留意する。
突然、器具をつかんでしまうこともあるので気をつける。

※ここでは狭義のトレーニングについて、歯科衛生士の役割を概説した。診療室に入れない、ユニット上で仰臥位になれないなどの場合、待合室で歯ブラシをする、ユニット上で座位のまま歯ブラシをしたり、ミラーを口腔内に挿入したりすることがある。ここでは、入室可能で仰臥位になれたものとして進めていく手順を示した。

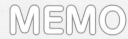 MEMO

保護者の同席

保護者が同席し診療を進めることは、患者に安心を与えるとともに、患者の行動変容を間近で見ることで保護者の意識変化やモチベーションの向上につなげる目的がある。また、口腔内を実際に見せて説明することで信頼関係も築きやすくなる。
しかし、患者の甘える行動や、過度な声かけで診療への介入が多いと判断した場合は声かけを控えてもらうなど保護者に対しての指導が必要になる場合もある。

（由利啓子）

4 薬物を用いた行動調整時の診療補助

おぼえよう

①笑気吸入鎮静法とは、30％以下の亜酸化窒素（笑気）の吸入で患者が意識を失うことなく、安心して歯科治療を受けるための方法である。

②確実な鼻呼吸と鎮静レベルを監視する。

③歯科衛生士は、笑気吸入鎮静法を実施する前に、フェイスマスクや鼻マスクに慣れさせるトレーニングを行う。

④患者が口呼吸を行っているときは、鼻呼吸を促し、患者がリラックスできるよう声かけを行う。

⑤歯科治療中は、鎮静状態の確認、意識レベルのチェック、鼻呼吸の確認を行う。

⑥静脈内鎮静法は、呼吸抑制、嚥下反射を抑制するため、誤嚥やむせが起こりやすく、的確なバキューム操作が必要である。

⑦術中の舌根沈下や気道閉塞には、歯科医師の指示で、頭部後屈オトガイ挙上などにより対応する。

⑧全身麻酔下の歯科治療は、患者への負担を軽減するため、無駄な時間を少なくし、歯科治療の効率化を図る。

⑨全身麻酔下の歯科治療の補助では、バキュームチップやミラーなどの器具を不適切に操作して口唇や粘膜を傷つけない。

⑩器具を舌下部などの同じ場所に長時間押しつけないといった口腔粘膜の浮腫へ配慮する。

1 笑気吸入鎮静法の診療補助

1）笑気吸入鎮静法時の補助

　30％以下の亜酸化窒素（笑気）と70％以上の酸素を使用する鎮静法である。安全性が高く副作用が少ない。導入と覚醒が早いのが特徴である。歯科衛生士は、歯科医師の指示なしに笑気吸入器を操作することはないが、笑気吸入鎮静法の知識、機器の取扱い方法や、清掃法などを把握しておく必要がある。

①過去の笑気吸入鎮静法の使用経験の把握

　患者がこれまでに笑気吸入鎮静法を経験したことがあるか、また、使用経験があればそのときの状況を把握する。

②保護者または患者に笑気吸入時の気分について説明する。

③歯科衛生士自身がフェイスマスクや鼻マスクを自分の口や鼻に当てて、使用法を説明する。

フェイスマスク
鼻マスク

　患者のなかには、恐怖心、理解力不足、口腔周囲の過敏などから、フェイスマスクや鼻マスクに拒否反応を示すことがある。したがって、拒否反応を示す患者には、フェイスマスクや鼻マスクに慣れさせるトレーニングや、鼻呼吸を続けるトレーニングが必要である。

④マスクの適合のチェック

（体動によるマスクのずれなど）

　鼻マスクには大中小があるため、どの大きさが適切かを判断し、マスク装着時に適合状態を確認する。マスクと顔面に隙間がある場合は、マスクの歪みを修正し、マスクを顔面にフィットさせる（図1）。

⑤ガス供給量のチェック

　ガスの流量は、酸素と笑気を合わせて6～10Lであり、回路に漏れがないことを混合ガスの入った呼吸バック、鼻マスクの呼気弁の動きで確認する。

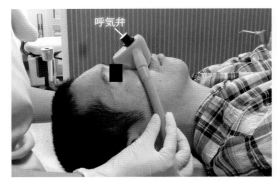

図1　マスクの適合のチェック
マスクと顔面に隙間がある場合は、マスクの歪みを調整し、マスクを顔面にフィットさせる。

⑥ふらつきへの対応

　処置後、ふらつきに注意し、その場合は転倒に配慮して待合室へ誘導する。

ふらつき

> **MEMO**
>
> **鼻呼吸のチェック法**
> 呼気弁の「カシャカシャ」という小さな音や、弁から漏れる呼吸音が規則的に聞こえれば上手な鼻呼吸で、マスクと顔面に隙間がないことを意味している。

❷ 静脈内鎮静法での診療補助

静脈内鎮静法

1）静脈内鎮静法（IVS：intravenous sedation）

　歯科衛生士は、静脈内鎮静法の目的と適応だけでなく、使用する薬物の種類や名称、使用量、特徴についての知識を身につけておくことが大切である。

（1）使用薬剤

　ベンゾジアゼピン系抗不安薬のジアゼパム（ホリゾン®）、フルニトラゼパム（サイレース®）、ミダゾラム（ドルミカム®）が主に用いられている。

ジアゼパム
ホリゾン®
フルニトラゼパム
サイレース®
ミダゾラム
ドルミカム®

（2）静脈注射時の配慮点

　a．事前準備

　以前にIVSの経験があれば、そのときの使用薬剤、使用量、効果、覚醒についてチェックをしておく。

　b．使用薬剤の準備

　歯科医師より指示を受けて薬剤を準備する場合は、使用薬剤に間違いがな

いよう注意する。注射器には、使用薬剤のアンプルに添付してある薬剤名シールを必ず貼る。またアンプルはすぐに廃棄せず、薬剤を入れた注射器とともに歯科医師に提示し、間違いがないことを再確認する。

c. 静脈注射時の介助

①患者がリラックスできるよう声かけを行い、激しい緊張や抵抗による体動を予測し、確実な四肢の抑制を行う。

②薬液の注入が終わった抜針後は、アルコール綿でしばらく押さえ、止血を確認したうえで絆創膏を貼る。

d. 歯科治療中の注意事項[1]

治療中は、患者の状態を細かく観察しながら補助を行う。

①鎮静状態の確認

適切な鎮静深度は、瞼が重くなり目が半眼状態で、血圧、脈拍、呼吸、体温が安定し、呼びかけや軽度の刺激に対して、開眼や応答ができる状態を保持することが望ましい[2]。

②患者の意識レベルのチェック

処置の刺激に対する患者の反応から鎮静効果を測る。

③呼吸の確認

術中に舌根沈下しやすいときは、下顎を挙上し気道を確保しながら補助を行う。

④むせへの対応

・嚥下反射が抑制され、誤嚥やむせが起こりやすいため、水や切削片、分泌物が気管内に入らないよう、持続吸引を行う。　嚥下反射 むせ

・水洗、超音波スケーラーの使用時は、水の使用量を最小限にし、施術側を下に向け頰側より持続吸引する。

⑤呼吸や血圧、脈拍、循環状態などを、歯科医師とともに監視

パルスオキシメータなどのモニター機器による経皮的動脈血酸素飽和度（SpO_2）の観察　経皮的動脈血酸素飽和度

⑥痛みや刺激に対する患者の反応と対処

e. 治療後の注意事項

・治療終了後は、歯科医師の指示で治療椅子からの移動を行う。

・移動時は、ふらつきによる転倒に十分注意する。

・記録は、体調、静脈路確保の部位と状況、使用薬剤量、鎮静の状態、回復時の状況を記録しておく。

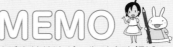

プロポフォールによる静脈内鎮静法

近年、静脈麻酔薬であるプロポフォールによる静脈内鎮静法が、歯科麻酔領域の臨床で多く用いられている。静脈内鎮静法と同様の方法で行われるが、深い鎮静により意識を喪失し、その結果、患者の体動が抑制されるものである。歯科衛生士は、全身麻酔に準じた的確なアシスタントワークが求められる。この方法は、血圧低下や呼吸抑制、反射抑制をきたしやすいため、歯科衛生士は誤嚥やむせを起こさせないよう、適切な吸引操作が必要である。

プロポフォール

③ 全身麻酔の診療補助

1）全身麻酔（GA：general anesthesia）

通常、全身麻酔は麻酔科医が行い、その補助は看護師の業務とされている。しかし、看護師のいない歯科医療機関では、歯科衛生士が麻酔の補助を行う場合がある。したがって、歯科衛生士は全身麻酔の手順、麻酔薬の特徴、麻酔の方法を理解し、全身麻酔中に起こるさまざまな状態に対応できるようなトレーニングを積むことが必要とされる[3]。

麻酔科医

全身麻酔下の歯科治療は、患者への負担を軽減するため、無駄な時間を少なくし、歯科治療の効率化を図ることが大切である。そのためには、歯科衛生士は治療計画に基づいた器具や機械、材料などを事前に準備したうえで、迅速で効率のよい診療補助を心がける必要がある（図2）。

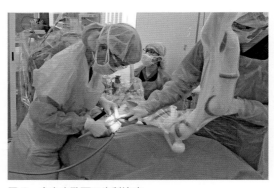

図2　全身麻酔下の歯科治療
歯科衛生士は、治療計画に基づいた器具や機械、材料などを事前に準備したうえで、迅速で効率のよい診療補助を心がける。（写真提供：梶美奈子先生）

2）患者への配慮

①麻酔導入への事前トレーニング

障害者では、入室時や麻酔導入時に不安や恐怖心から抵抗を示す場合がある。たとえば、自閉スペクトラム症児者では全身麻酔の手順の見通しがもてず、パニックになるケースもある。トレーニングの必要性があるケースでは、視覚支援を用いスケジュールを提示したうえで、フェイスマスクなどの当て方を事前に練習しておくと、麻酔の導入がスムーズになる場合もある。

②保護者への配慮

全身麻酔当日は、患者と同様に保護者も不安である。歯科衛生士は、術前、術後と不安感を和らげるような声かけを保護者へ行う[4]。

③歯科治療の補助、介助

全身麻酔下による歯科治療は通常の歯科治療と異なり、患者に意識がない

ため、痛みがあっても訴えることができない。したがって、歯科衛生士は患者に細心の注意を払い、補助につく必要がある。

　　・バキュームチップやミラーなどの器具で、口唇や粘膜を傷つけない。

　　・器具を舌下部など同じ場所に長時間押しつけない。

　　・歯科衛生士は、治療の進行具合を把握し、セメントや印象材の練和などをタイミングよく行い、時間を無駄にしない[4]。

（寺田ハルカ）

文献

1）緒方克也：全身麻酔・精神鎮静法の補助；酒井信明，緒方克也 監修：歯科衛生士のための障害者歯科（第1版），126-130，医歯薬出版．1996.

2）足立了平，安藤佳代子：吸入鎮静法，静脈内鎮静法；小谷純一郎，佐久間泰司，足立了平 編：歯科衛生士テキスト歯科麻酔学（第1版），52-59，学建書院．2013.

3）緒方克也：笑気吸入鎮静法；緒方克也 編著：地域で診る障害者歯科（第1版），103，医歯薬出版．1996.

4）小笠原 正，河野幸子：さまざまな行動調整法，全身麻酔や鎮静法における診療補助；緒方克也 監修：歯科衛生士のための障害者歯科（第3版），98,101,124-125，医歯薬出版．2006.

やってみよう

以下の問いに○×で答えてみよう（解答は巻末）

1. 障害者への医療面接は、治療音のある診療室で行うのが慣れるためによい。

2. 歯科治療計画作成には、多職種間のチームアプローチを考慮する必要はない。

3. 診療補助にあたって、予想される障害者の行動に備え注意する必要がある。

4. 歯科衛生士は口腔の保健を通じて、障害者のQOLを高める生活支援を行う。

5. 知的能力障害者の発達程度は療育手帳により簡易的に把握できる。

6. 歯科衛生士は、治療計画に従って歯科保健管理計画を立案する。

7. 診療補助を安全に行うためには、障害者のリスク因子の分析や評価が必要である。

8. 歯科衛生士は、医療面接で得た情報を活用し歯科保健管理計画を立てる。

9. 診療前に必要な器具は準備しておくことが望ましい。

10. 診療前に準備した器具等は、すべて患者に見せる。

11. 診療前に患者情報を確認する必要がある。

12. 歯科衛生士は、口腔内のみならず患者の表情や体の動きなどを注意深く観察する必要がある。

13. 歯科衛生士は、患者に合わせて適宜必要な声かけを行う。

14. 診療終了後は、できたことを褒めて達成感を感じさせることで、次につなげるように心がける。

15. 担当歯科衛生士は、患者が診療室から移動したら、寄り添い見守る必要はない。

16. 診療内容を構造化して、患者が診療の見通しを立てられるようにする。

17. 開口保持器を使用する場合は、小器具、歯冠修復物の誤飲・誤嚥に注意する。

18. 歯科診療においては、障害の特殊性を理解していなくても治療はできる。

19. 障害者に見られる不適応行動は、歯科衛生士が予測する必要はない。

20. 脳性麻痺患者へのバキューム操作では歯列弓の頬側より吸引を始める。

21. 診療台への誘導はできるかぎり麻痺側から行う。

22. 笑気吸入鎮静法は、30％以下の亜酸化窒素（笑気）と70％以上の酸素の混合ガスを吸入させる。

23. 全身麻酔下での歯科治療では、迅速で効率のよい診療補助を心がける。

24. 全身麻酔下での歯科治療では、患者の保護者にも声かけなどの対応が必要である。

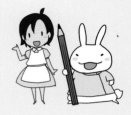

第6章
歯科衛生士と医療安全

1. 全身管理が必要な障害者
①全身管理の意味とリスクマネジメント
②障害別の全身管理

2. 全身管理の基本知識
①術前のリスク評価
②術中の呼吸の見方
③術中の循環の見方

3. 全身管理の実際
①緊急時のバイタルサインの確認
②緊急時の管理記録
③救急処置の準備

4. 全身症状への対応
①てんかん発作
②呼吸不全
③心筋虚血
④脳卒中
⑤窒息と誤飲・誤嚥

5. 感染予防
①標準予防策（スタンダードプレコーション）
②歯科における感染経路と対策
③障害者の感染予防

6

1 全身管理が必要な障害者

1 全身管理の意味とリスクマネジメント

1）リスクマネジメント

診療行為と関連して、患者または医療関係者に事故が起きないようにする方法である。患者に対しては医療面接、診察、検査、他科診療情報等により全身状態を評価し、歯科処置に伴う生体への影響を推測し、恒常性維持の困難性（リスク）を評価する（リスク分類）と同時に、診療刺激によって医療事故が起きないように、リスクに応じて術前より事故予防に努め、安全に診療が行えるように必要な対応（マネジメント）を行う。医療関係者に対しては針刺し事故、患者取り違えなどの事故（リスク）を防ぐためのマニュアルに従って対応（マネジメント）する。

2）全身管理

障害者は、その障害の影響で、生体の恒常性が容易に崩れやすく、治療の影響で全身状態が悪化しやすい。歯科治療に伴う不安、痛み、出血、感染および使用薬物などによる刺激は恒常性を崩すおそれ、つまり全身状態の悪化の原因となるので、生命を維持するのに重要な生理活動である呼吸・循環・代謝によって現れる生命現象（バイタルサイン：vital sign）を観察し、それらが正常範囲から外れないように術前から予測を立て、必要な処置を行う。

2 障害別の全身管理

1）知的能力障害

障害のため、体の不調を正しく表現できず、検査や処置への協力も難しい。周囲の者が感知しなければ疾病を見過ごすことが多い、そのため重症化し、後遺症により**重複障害者**となりやすい。医療面接では、障害の発症原因、既往歴

リスクマネジメント

恒常性（homeostasis）
生体が、外界からの影響に対応して、自らを正常な状態に保とうとする力。

全身管理

生命現象（バイタルサイン）
外から認識できる生きている証明。主に意識、体温、呼吸、脈拍、血圧。

重複障害
2つ以上の障害を併せもつ状態。

モニタリング
バイタルサインの経時的な測定値の記録。

などの十分な医療面接と、介助者から、できるだけ遡って生活状態の変化を聞く必要がある。また、医科主治医より全身状態にかかわる診療情報を得ておく。治療時には言動、目視による顔色、呼吸状態およびバイタルサイン、SpO₂ のモニタリングを行う。

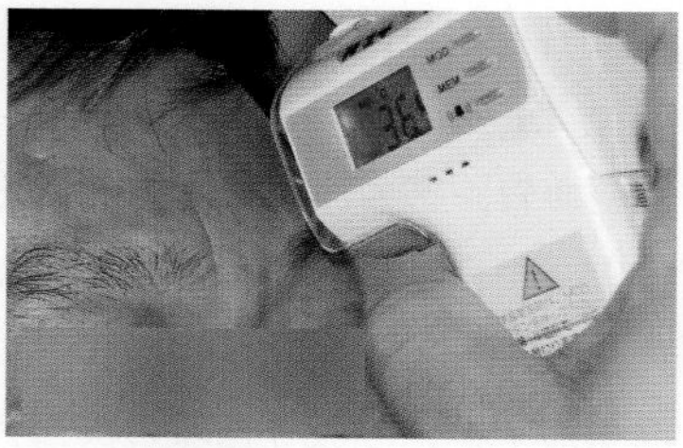

図1　体温計
非接触型。障害者に使用しやすい。

2）脳性麻痺（まひ）

　持続的な筋緊張から、成長発育に伴い骨格の変形や関節拘縮が起こる。胸郭や脊柱の変形、呼吸関連筋群の緊張によりスムーズな呼吸ができず、換気量の減少、喀痰の排出困難から、肺炎などの合併症を起こしやすい。

　開口保持器による強制開口を続けると、異常な咽喉頭反射により、咽頭が広がり、鼻咽頭閉鎖、咽喉頭閉鎖状態になり呼吸ができなくなることがあり、苦しく、体動が激しくなるので、開口量、開口時間に注意する。治療姿勢は胸郭の動きや呼吸音から、換気状態を確認し、クッション材を利用して、換気が抑制されないような体位をとる。術中は常にパルスオキシメータによる SpO₂、目視による口唇、眼瞼のチアノーゼの有無および呼吸音も監視する。

3）精神障害（統合失調症、薬物中毒、うつ病）

　多くは、抗うつ薬や抗精神病薬が処方されている。アドレナリンを含有している局所麻酔薬の使用で、三環系・四環系抗うつ薬服用者では脈拍・血圧の上昇や不整脈が、フェノチアジン系などの抗精神病薬では異常血圧低下を生じることがある。また抗精神病薬の多量・長期連用者では術中抑制することで、**悪性症候群**の発症に関連することも念頭におく。医療面接とともに、精神科主治医からの診療情報（処方内容含む）を得ておくことが重要であり、モニターによる血圧、脈拍等の変化および体温の術中測定を行う。

4）重症心身障害

　意思の疎通は困難、歩行運動をしないため骨は細く、骨髄の造血能力が悪い。筋肉量も少ないことから、保持している水分量は少なく、貧血、脱水になりやすい。また、自力摂食が不自由なため栄養不足になりがちで、予備力が少なく、外来刺激によって、容易に恒常性のバランスを崩し、全身状態の悪化をきたす。

　胸郭変形、筋力低下による痰の喀出不良、嚥下機能障害による誤嚥、栄養不良による免疫力低下などから、容易に誤嚥性肺炎になりやすい。歯科治療にあたっては、呼吸抑制や誤嚥が起きないように、クッション材などで体の変形に合わせた姿勢とする。体温調節能力が弱いので、室温に注意し、エアコンの調節、衣服やタオルケットなどで体温調節して、低体温やうつ熱などを防止する。術中のモニター（特に SpO₂、体温）は必要である。また、口腔内や上気道の分泌物が多く、吸引用カテーテルが使えるようにしておく。

**パルスオキシメータ
SpO₂**

チアノーゼ
還元ヘモクロビンが増加し、皮膚毛細血管が青紫色に見えること。酸素不足を表す。

悪性症候群
向精神薬の副作用。発症には遺伝的要素も考えられる。悪性症候群のほとんどは、原因医薬品の投与後、減薬後、あるいは中止後の1週間以内に発症する。発熱、筋固縮、痙攣、意識障害などの症状が現れる。筋の異常代謝によるものであり、抑制などは発症の引き金になる可能性がある。

うつ熱
皮膚毛細血管が収縮すると、循環血液による冷却ができず、体内部に熱がたまり、異常を起こす。

5）中途障害者（脳血管障害、アルツハイマー病、脊椎小脳変性症ほか）

　脳血管障害の原因となる高血圧症、心疾患、糖尿病などの合併症に注意する。また、中枢神経系の障害によって、片麻痺、対麻痺などの運動機能障害、摂食嚥下障害、認知症、精神障害、てんかんなどがみられることが多い。また、体温調節中枢、呼吸・循環の調節機能に影響を及ぼすこともある。全身管理にあたっては、現在の全身状態について、医科主治医からの診療情報や介護評価表などを参考に、必要な予防処置を行い、術中の合併症を推測し、モニタリング下に処置を行う。

（關田俊介）

2 　全身管理の基本知識

おぼえよう

①全身管理には、患者の現在の状態を評価することが重要で、医療面接で既往歴とともに、患者、家族、介護者などから患者の生活状況を聞き、整理する必要がある。
②医科主治医と診療情報を交換または併診しながら診療を進める。
③呼吸・循環系の観察方法を理解し、評価に必要なバイタルサインを覚える。
④日常生活の状況をリスク分類表に当てはめて呼吸・循環状態を評価し、治療内容と比べて、予測される不測の事態に備える。

1 術前のリスク評価

①医療面接
　既往歴の聴取、バイタルサインの測定、全身状態の観察は重要である。
②医科主治医からの情報・意見の提供
③患者の生活状態を家族・介助者より聴取
　障害者は検査に非協力的なことが多く、十分な評価・診断ができない場合がある。普段と違った行動や様子があった場合、いつからどのくらいの期間、どのくらいの間隔で起こったのか聞き、そのときの患者がおかれていた状況、表情や行動を伝えてもらうことはリスク評価を補強するうえで重要である。

1）呼吸状態の評価

①簡易的には胸腹部の呼吸運動目視、呼吸音の聴診、パルスオキシメータによる SpO_2 の測定が行われる。

②全身麻酔下歯科治療を予定する場合は、通常、術前に胸部エックス線写真、呼吸機能検査、血液ガス分析などが行われるが、障害者では協力は得にくいので、胸部エックス線写真で評価することが多い。

③生活状況を参考に、Hugh-Jones の分類（表1）などから呼吸状態を評価することができる。

Hugh-Jones の分類

表1　Hugh-Jones の分類

Ⅰ度	同年齢・同体格の人と同様の労作が可能で、歩行、階段の昇降もできる
Ⅱ度	同年齢・同体格の健常人と平地では同様に歩行できるが、坂、階段ではついていけない
Ⅲ度	平地でも健常人と一緒には歩けないが、自分のペースでなら平地なら 1.6km 以上歩ける
Ⅳ度	休まなければ平地でも 50m 以上は歩けない
Ⅴ度	会話や衣服の着脱でも苦しく、そのため外出もできない

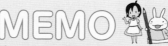

経皮的動脈血酸素飽和度（SpO₂）
血液中の酸素のほとんどは、赤血球のヘモグロビンにより運搬されている。ヘモグロビンには、酸素のついた酸化ヘモグロビンと、酸素の離れた還元ヘモグロビンとがあり、明るさが違う。その違いを利用し、組織を通過する光量を測定するパルスオキシメータにより、血液中の酸素が全運搬能力の何％になるか示したもの。健康な場合 96 ～ 99％が基準値といわれている。

2）循環状態の評価

①簡易的には血圧測定、脈拍、SpO₂ の測定が行われる。

②全身麻酔下歯科治療を予定する場合は、通常、12 誘導心電図の評価も必要であるが、障害者では協力は得にくいので、麻酔導入後に記録して参考にする場合もある。

③既往歴、診療情報とともに生活状況を十分に聴取し、NYHA 心機能分類（表2）や心肺運動負荷試験などの各評価分類表に書かれている症状から循環機能状態の評価を導くのがよい。

④心肺運動負荷試験により、**運動強度（METs）** 10 は健常者であり、4 ～ 10 を診療可能とするが、7 ～ 10 は比較的安全に、4 ～ 7 は注意して診療を行う範囲となる。運動強度の測定（負荷心電図）は、階段を昇降するマスター法、自転車こぎを模したエルゴメーター、回転ベルト上を歩行するトレッドミルを使用した運動で行うが、障害者には適応しづらいので、日常の生活から逆に評価を導くのがよい（表3）。

⑤呼吸器疾患重症度評価の Hugh-Jones の分類と心不全重症度評価の NYHA 分類を対比すると、Hugh-Jones の分類Ⅰ度は NYHA のⅠ度、Ⅱ度Ⅲ度は NYHA のⅡ度、Ⅳ度は NYHA のⅢ度、Ⅴ度は NYHA のⅣ度に相当するとされる。

NYHA 心機能分類
心肺運動負荷試験

運動強度（METs）
運動する人の身体能力を数値で表現する方法である。計算方法はいくつかあるが、1 ～ 10 の数値で表す。値が低い人ほど身体能力が劣っている、つまり、身体を支えている心肺能力が劣っていることになり、運動強度により予備力を推定できる。

負荷心電図
運動により、心臓に負担（負荷）をかけながら記録した心電図。狭心症、心筋梗塞等を調べる。

表2　NYHA（New York Heart Association）の心機能分類

Ⅰ度	身体活動に制限のない心疾患患者。日常生活における身体活動では、疲れ、動悸、呼吸困難、狭心症状は起こらない。
Ⅱ度	身体活動に軽度制限のある心疾患患者。日常生活における身体活動でも、疲れ、動悸、呼吸困難、狭心症状が起こる。
Ⅲ度	身体活動に高度の制限のある心疾患患者。軽い日常活動における身体活動でも、疲れ、動悸、呼吸困難、狭心症状が起こる。
Ⅳ度	身体活動を制限して安静にしていても、心不全症状や狭心症状が起こり、少しの身体活動によっても訴えが増強する。

表3　日常動作・スポーツなどでの運動強度の例

運動強度（METs）	日常動作・スポーツなど
1〜3	自分の身の回りのことができる 食事、服装、トイレが可能 室内の歩行が可能 平地を100〜200m歩ける（3.2〜4.8km/時） 軽いふき掃除や食器洗いなどの軽い家事ができる 400m歩けず、2階へは昇れない
4〜10	2階まで昇れたり、坂を登れる 平地を急ぎ足で歩ける（6.4km/時） 短い距離なら走れる 床をふいたり、重い家具を持ったり動かしたりできる ゴルフやボーリング、ダンス、テニスのダブルス、ボールを投げるなどのレクリエーションはできる
10〜	水泳、テニスのシングル、サッカー、バスケットボール、スキーなどのスポーツができる

② 術中の呼吸の見方

①顔色、呼吸音、胸腹部の動きを確認する。

②換気が不十分な場合は、酸素不足により眼瞼、口唇にチアノーゼが現れる。

③呼吸音の異常（ラ音、狭窄音、無音）は舌根沈下、痰や異物による気道閉塞。

④シーソー呼吸（外奇異呼吸）の場合は、何らかの気道閉塞が考えられる。

⑤呼吸状態の記録

　記録紙（診療録）、秒針付き時計、聴診器、パルスオキシメータを使用し、経時的に呼吸数、SpO_2（正常値96〜99%）、酸素投与、呼吸音などの換気状態を記録する。

⑥ SpO_2 が94%未満を目安に酸素投与を検討する。換気がなければ気道を確保し、人工呼吸を行う。

> **シーソー呼吸（外奇異呼吸）**
> 胸部と腹部の動きが同調していない、逆の動きをする呼吸運動。

③ 術中の循環の見方

1）術前の確認ポイント

①顔色：蒼白（血圧低下）または紅ら顔（血圧上昇）、チアノーゼ（酸素低下）

②意識レベルの低下やめまい、ふらつきなどの脳貧血様症状（血圧低下、不

整脈、心不全を疑う）

③頭痛、動悸、息切れ（血圧上昇、不整脈、心不全を疑う）

④バイタルサイン（SpO$_2$ 含む）、心電図のモニタリングを行い状態を確認する。

2）脈拍の測定

秒針付き時計を用意する。脈拍は橈骨動脈で通常測定する。触知は、示指、中指、薬指の3本を前腕内側の橈骨動脈に当て、前腕背側に拇指を当て、軽く挟むようにして触知する（図1）。1分間の脈拍を数え、その値を得る（一般的には15秒間の脈拍を数え、4倍して1分間の値とする）。脈拍の正常値は60〜80拍／分で、100拍／分以上を頻脈、60拍／分未満を徐脈という。また、脈がリズム的でない場合は何らかの心疾患が存在する。触知困難な場合は頸動脈、または上腕動脈で触知する。

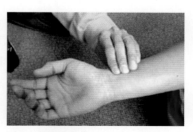

図1　脈拍の測定

3）血圧の測定

左側上腕（麻痺が左側の場合は右側）にマンシェットを巻き、マンシェット内部のゴム嚢を加圧し、上腕動脈を圧迫して血流を遮断する。徐々に圧力を減じて血流が再開し、肘窩の腕動脈の聴診でコロトコフ音が聞こえたところが最高血圧、再びコロトコフ音が消えたときの圧力を最低血圧とする（図2）。安静時の最高血圧が140 mmHg 以上、最低血圧が90 mmHg 以上が高血圧症とされる（表4）。

> **マンシェット**
> 非観血的血圧計の測定用袋状布帯。帯の中に血圧計とゴム管でつながっているゴム嚢が入っている。

> **コロトコフ音**
> 圧を加えて細くなった動脈内で、血液の流れが乱流を起こしたときの音。流れが止まったときや、血管が元の太さに戻ったときは乱流がなく、音がしない。

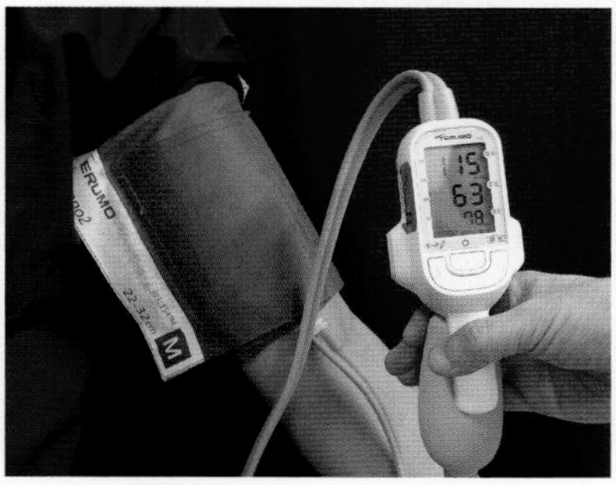

表4　成人における血圧値の分類（診察室血圧）

分類	収縮期血圧		拡張期血圧
正常血圧	< 120	かつ	< 80
正常高値血圧	120〜129	かつ	< 80
高値血圧	130〜139	かつ／または	80〜89
Ⅰ度高血圧	140〜159	かつ／または	90〜99
Ⅱ度高血圧	160〜179	かつ／または	100〜109
Ⅲ度高血圧	≧ 180	かつ／または	≧ 110
（孤立性）収縮期高血圧	≧ 140	かつ	< 90

（日本高血圧学会：高血圧治療ガイドライン 2019）
〈https://www.jpnsh.jp/data/jsh2019/JSH2019_hp.pdf〉

図2　血圧の測定

4）血圧の変化

血圧は生活の場面で変化する。リラックスした自宅のベッドでは正常範囲の血圧の患者でも、不安、緊張、治療刺激のある歯科ユニット上では血圧の上昇がみられる。日本高血圧学会の指標でも、高血圧の降圧目標値を家庭（家庭血圧）と診療室（診察室血圧）で差をつけている（表5）。

家庭血圧
診察室血圧

　全身管理で基本となるのは家庭での血圧（または受診時の血圧）で、診療中ではそれの±30％以内にとどめておくのがよいとされている。たとえば、最高血圧が130 mmHg の患者の場合、169〜91 mmHg の範囲である。また、最高血圧が200 mmHg を超えて20分以上経過すると、何らかの異常が発症する可能性があるとされるので、緊急時の高血圧症患者でも200 mmHg 以内にコントロールする。

　表6は、WHO の高血圧分類、NYHA（ニューヨーク心臓協会）の心機能分類および心筋酸素需要指標の RPP（rate pressure products）と、抜歯の難度を対応させ、リスク評価を行い、診療対応を提示されたものである[4]。

表5　高血圧の降圧目標値（一部抜粋）

75歳未満の成人	家庭血圧 125/75mmHg 未満
	診察室血圧 130/80mmHg 未満
75歳以上の高齢者	家庭血圧 135/85mmHg 未満
	診察室血圧 140/90mmHg 未満

（日本高血圧学会：高血圧治療ガイドライン2019）
〈https://www.jpnsh.jp/data/jsh2019/JSH2019_hp.pdf〉

表6　抜歯手術リスク評価（試案）

	軽度	中等度	重度
第1度（手術時間5分以内）	A	B	C
第2度（手術時間10分以内）	A	B	C
第3度（手術時間20分以内）	A	B	C
第4度（手術時間20分以上）	B	C	C

高血圧症（WHO）	第1期	第2期	第3期
心疾患（NYHA）	第Ⅰ度	第Ⅱ度	第Ⅲ度
RPP	＜12,000	＜12,000	＞12,000

評価A：一般歯科診療所で対応できる病態
評価B：モニタリングなどを行って対応する病態
評価C：口腔外科、麻酔科がある専門施設で対応する病態

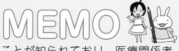

白衣高血圧症

MEMO　白衣高血圧症

病院に行くと血圧が異常に上昇する患者がいることが知られており、医療関係者の白衣を見ると緊張することから、白衣高血圧症あるいは白衣症候群という病名が付けられている。

（關田俊介）

文献

1）日本救急医学会 web サイト：医学用語解説集「ヒュー・ジョーンズの基準」．
　〈http://www.jaam.jp/html/dictionary/dictionary/word/0603.htm〉
2）The Criteria Committee of the New York Heart Association：Diseases of the Heart and Blood Vessels：Nomenclature and Criteria for Diagnosis, 6th ed. Boston：Little Brown, 1964.
3）日本循環器学会：非心臓手術における合併心疾患の評価と管理に関するガイドライン（2008年改訂版）—循環器病の診断と治療に関するガイドライン（2007年度合同研究班報告）．
4）白川正順ほか：有病者歯科患者の歯科治療リスクについての臨床的研究．日本歯科医学会誌 1998；17：73-82.

3 全身管理の実際

おぼえよう

①バイタルサインの確認、測定方法を覚える。

②生体情報モニターの表示画面のバイタルサイン（数値）を理解し覚える。

③治療のステップが進行し治療内容が変化したら、必ずバイタルサインを測定し術者に報告し記録する。管理記録は診療録であり、一緒に保存する。

④全身管理に必要な器材、薬剤の使用法、効能を理解し準備できるようにする。

1 緊急時のバイタルサインの確認

①意識レベルの確認：JCS（Japan Coma Scale）が用いられる（**表1**）。

・循環器の異常（ショック、不整脈、心筋梗塞など）

・患者の意識の状態から、緊急時の対応が判断できる。

②運動機能の確認：脳・神経障害などに起因する運動機能障害には徒手筋力テスト（MMT：Manual Muscle Test）が用いられる（**表2**）。

・脳血管障害（脳出血、脳梗塞　等）

・患者に動作を指定し関連筋群を動かす。その方向の反対へ測定者が徒手により抑制し、状態を判定する。運動機能障害者の状態が把握できる。

意識レベル
JCS（Japan Coma Scale）

表1　JCS（Japan Coma Scale）

状態	反応
正常	0. 意識清明
覚醒している状態だが...〈1桁の点数〉	1. 意識清明とはいえない
	2. 見当識障害がある
	3. 自分の名前、生年月日が言えない
刺激すると覚醒する状態だが...〈2桁の点数〉	10. 普通の呼びかけで容易に開眼する
	20. 大きな声または体を揺さぶることで開眼する
	30. 痛み刺激を加えつつ呼びかけを繰り返すと、かろうじて開眼する
刺激をしても覚醒しない状態だが...〈3桁の点数〉	100. 痛み刺激に対し、払いのけるような動作をする
	200. 痛み刺激で少し手足を動かしたり顔をしかめる
	300. 痛み刺激に全く反応しない

上記以外の症状があれば次の記号を加える（例　30 I）
R：不穏、I：失禁、A：自発的な運動、発語がない

表2　徒手筋力テスト（MMT）

評価	判定	状態
5	Normal	可動運動範囲全体に動かせ、強い徒手抵抗に抗して運動域を保持
4	Good	心可動運動範囲全体に動かせ、徒手抵抗に抗して運動域を保持
3	Fair	可動運動範囲全体に動かせ、徒手抵抗には抗することができない
2	Poor	重力の影響を除いた状態（支える）で、運動範囲全体または一部で動かせる
1	Trace	筋収縮が目に見える、または触知できるが、関節運動はおこらない
0	Zero	筋収縮・関節運動は全くおこらない

② 緊急時の管理記録

1）診療録

　緊急時には必ずバイタルサインを経時的に、処置内容、使用薬剤などとともに記録する。この記録は診療録である。この経時的な記録は緊急事態において適切な対応をするうえで参考になる。実際には、担当医が記録するのは無理なので歯科衛生士が記入することが多い。

2）モニタリング

　一般的にバイタルサインの測定、必要に応じ3極心電図モニターを行う（**図1、表3**）。

診療録

バイタルサインの正常値（成人）
脈拍（60～80/分）、血圧（130～100/90～70mmHg）、呼吸数（成人：12～20/分）、体温（成人：36～37℃）

モニタリング

心電図（EEG）

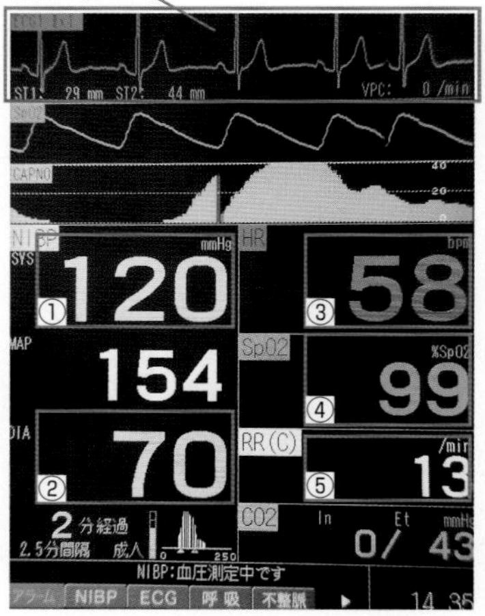

図1　生体情報モニターの画面

表3　生体情報モニター表示画面の数値とそれぞれの意味

	数値の名称	意味
① SBP	収縮期血圧（最高血圧）	血液が心臓から拍出されたときの動脈の内圧
② DBP	拡張期血圧（最低血圧）	心臓からの血液の拍出が終わったときの動脈の内圧
MAP	平均動脈圧	（（収縮期血圧－拡張期血圧）÷3）＋拡張期血圧
③ HR	心拍数	心臓の毎分の収縮数
③ PR	脈拍数	心臓からの血液の毎分拍出回数
④ SpO₂	経皮的動脈血酸素飽和度	動脈血液で運搬されている酸素の量
⑤ RR	呼吸数	毎分の呼吸回数
RPP	心筋仕事量 (rate pressure products)	心臓筋肉の酸素要求量の予測

③ 救急処置の準備

1）緊急時のスタッフの役割の確認

　緊急時は、緊張からスムーズな対応ができない場合がある。緊急対応マニュアルの作成と、日頃からの訓練によってスムーズな対応をとれるようにしておく。救急対応の流れ図、救急車の手配方法、応援医師への連絡方法、事後の報告書の作成についてなど、簡潔にわかりやすく書かれたマニュアルを目の届く所に装備する。薬剤は、救急薬品ノートに在庫数や使用期限がわかるように表を作り、使用時や在庫補充時に記入し、緊急時の薬剤不足を防ぐ。

2）全身管理に必要な器材と薬剤の用意

　①酸素（酸素ボンベは黒色：JIS規格）

緊急対応マニュアル
救急薬品ノート

酸素の残量の確認（酸素ボンベの圧力ゲージ）
圧力ゲージは満タンで14.7MPaを示す。圧力は消費にしたがって減っていくので、おおよその残量がわかる。約7.5MPaなら半分である。

酸素ボンベ内残量確認、酸素投与器の作動確認、酸素マスクまたは酸素カ
ニューレの用意。

②人工呼吸器具（バッグバルブマスクかフェイスマスク、フェイスシールド）

③除細動装置（AED）の常設場所の確認、バッテリー、パッドの確認

④点滴セット、注射器、注射針の用意

⑤救急薬の確認（薬剤充塡済み注射器は誤薬、針刺し事故が防げて便利）

バッグバルブマスク
フェイスマスク
AED

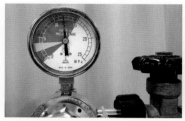
図2　酸素の残量の確認

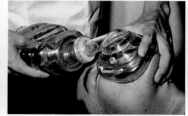
図3　バッグバルブマスクの用意

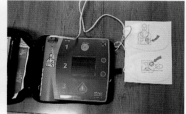
図4　AEDの確認

3）注射器への薬液の充塡

使用に応じた容量や太さのディスポーザブルの注射器、注射針
を接続部が汚れないように袋から出しつなげる。アンプルからの
薬液の吸引では針刺し事故を防ぐためアンプルと針が一直線にな
らないようにして吸引する（図5）。緊急薬には、高価だが針付
き薬剤充塡済み注射器も市販されている。誤薬、針刺し事故、感
染予防にはこちらのほうが望ましい。

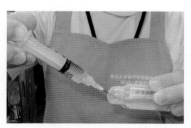
図5　アンプルから注射液への吸引

4）輸液回路セットの組み立て

輸液点滴セットへの感染予防を心がけ、清潔なグローブを装着し、清潔な
卓上で操作する。各器材の接続部位は触れて汚さないように注意し、回路の
チューブ先端または翼付静脈針先端は使用するまで保護キャップを付けておく。

輸液ボトルを点滴架台に掛け、輸液薬を回路に満たしていく。点滴確認
チューブを指でつぶして戻す操作で、確認チューブの半分または線の部分ま
で輸液薬で満たす。その後、点滴確認チューブ以外の回路に空気が残留しな
いように回路を輸液薬で満たし、クランプを閉める（図6）。

5）静脈路確保時の補助

通常、前腕静脈に点滴する。患者の袖を上げ、前腕の皮静脈が見えるよう
にし、上腕を駆血帯で駆血し静脈を怒張させる。針の刺入部位を消毒し、点滴
回路の接続部（または針）のキャップを取り、汚さないように術者に渡す。刺
入時に患者が動かないように声かけをし、腕を抑える。駆血帯を外し、輸液の
落下を確かめ、固定用絆創膏を渡す。指示に従いクランプを緩め、点滴速度の
調整を行う。

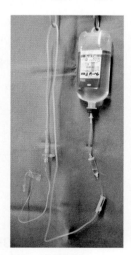
図6　点滴回路

主な点滴・注射器材
点滴セット、三方活
栓、延長管、ディス
ポーザブル注射器、
翼付注射針、静脈留
置針、駆血帯、消毒
用アルコール綿。

6）緊急時の救命の連鎖

　術中はモニタリングを行い、緊急事態には訓練された歯科医院内チームが対応し、即時に必要に応じて質の高いCPR（心肺蘇生法）とAEDによる除細動による救命処置を行い、救急隊に引き継ぎ、より上位医療機関に搬送し二次救命処置（ALS）が行われる。

救命の連鎖

CPR

ALS
Advanced Life Support：二次救命処置。

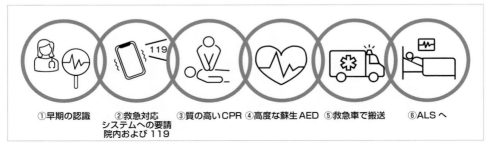

①早期の認識　②救急対応システムへの要請 院内および119　③質の高いCPR　④高度な蘇生AED　⑤救急車で搬送　⑥ALSへ

図7　救命の連鎖（AHA2020による救命の連鎖を参考に作成）

①緊急事態の認識

　　意識の確認、顔色、呼吸状態、バイタルサインの測定

②院内緊急対応チーム集合

　　術中モニターをしていなければ呼吸、脈拍の確認（10秒以内）、AED用意、

　　外部応援要請119番

③CPR（心肺蘇生）法を開始する

・胸部圧迫による心マッサージ（100～120回／分）30回

・胸部圧迫深さ（成人：4～6cm、小児：胸郭厚さの1／3）

・人工呼吸2回（心マッサージ：人工呼吸＝30：2）

④AEDによる除細動

⑤救急車により搬送

⑥上位医療機関ALSチームに引き継ぐ。

（關田俊介）

文献

1）BLSプロバイダーマニュアル AHAガイドライン2020.

topics

ハンズオンリーCPR（Hands-Only CPR）

ハンズオンリーCPRとは、口対口人工呼吸を行わない、両手のみで行う心肺蘇生法である。

①119番に通報する。

②胸部中央を強く速く押す（100回／分）。

心停止で突然倒れた場合、臓器にはまだ酸素は残っている。循環を止めるほうが危険。人工呼吸に自信がない、CPRを教わったことがないような人には有効。

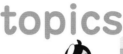

4 全身症状への対応

おぼえよう

①てんかん発作時の基本的な対応は安静であり、必要に応じてジアゼパム坐薬を投与する。

②低酸素症に対する酸素吸入は対症療法であり、原因の究明が必要である。

③心筋虚血や脳卒中が疑われる場合には、応急処置を行ってすみやかに専門医に紹介する。

④窒息や誤飲・誤嚥への対応のために、一次救命処置（BLS）の技能を身につけておく。

1 てんかん発作

1）てんかん発作の種類

てんかん発作のうち、最も重症の発作は大発作とよばれる強直間代発作である（図1）。全身が突っ張ってのけぞるようになる強直発作（10秒程度）で始まり、その後に全身がガクガクと大きく動く間代発作（1分程度）となり、昏睡期（1～5分）を経て回復する。強直間代発作時には呼吸が停止し、昏睡期には失禁を伴うこともある。

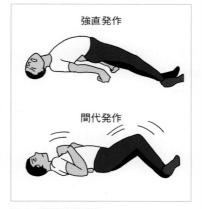

図1　強直間代発作

てんかん発作
→ p.64「1脳・神経疾患：てんかん」参照。

強直間代発作

2）発作時の対応

てんかん発作時の対応の要点は安静である。

①部屋をやや暗くし、安静を保つ。

②口腔内の器具などは素早く取り除く。

③舌の咬傷予防のためにバイトブロックなどを挿入することは避ける。

④吐物による窒息を予防するために、顔を横に向ける。

⑤保護者や付添者がジアゼパム坐薬を持参している場合には使用を考慮する。

⑥5～10分経過しても発作が反復しているときは病院に搬送する。

ジアゼパム

3）発作の予防

突然の大きな音や閃光はてんかん発作を誘発しやすいので、タービン使用時や無影燈の点灯時には事前に予告するのが安全である。

❷ 呼吸不全

1) 呼吸不全とは

　呼吸不全とは、呼吸機能が障害され正常な組織・細胞の代謝機能が維持できない状態のことであり、低酸素症がその主体である。低酸素症の目安は、空気吸入時の経皮的動脈血酸素飽和度（SpO_2）が90％以下、動脈血酸素分圧（PaO_2）が60mmHg以下であり、症状が進めばチアノーゼ症状を呈する。貧血患者では低酸素症になってもチアノーゼがみられにくい。低酸素症が1か月以上持続する場合を慢性呼吸不全といい、在宅酸素療法の適応となる。

低酸素症
経皮的動脈血酸素飽和度（SpO_2）
チアノーゼ
慢性呼吸不全

在宅酸素療法
呼吸器疾患のため、患者の自宅で酸素吸入を継続して行うこと。

2) 呼吸不全の症状

　慢性閉塞性肺疾患の患者は無意識のうちに「口すぼめ呼吸」（図2）を行うようになる。口すぼめ呼吸とは呼気時に口をすぼめて息を吐き出す動作であり、低酸素症の予防につながる。

　寝たきりの状態にある患者では、下肢や骨盤の深部静脈血栓症が存在していることがあり、体位変換などで血栓がちぎれて血流によって肺に運ばれると肺血栓塞栓症となる。このような患者では血栓形成の予防のためにワルファリンなどの抗凝固薬を常用している可能性がある。

慢性閉塞性肺疾患
口すぼめ呼吸

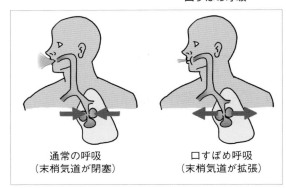

通常の呼吸
（末梢気道が閉塞）

口すぼめ呼吸
（末梢気道が拡張）

図2　慢性閉塞性肺疾患患者の口すぼめ呼吸

深部静脈血栓症
長時間、下肢を動かさないことによって、下肢の深部の静脈に血栓ができる状態。いわゆるロングフライト症候群も同じメカニズム。

肺血栓塞栓症
ワルファリン
抗凝固薬

3) 発作時の対応

　基本的な対応は酸素吸入である。通常は5L/分程度を吸入させ、SpO_2 90％以上を維持する。しかし、これはあくまでも対症療法であるので、原因を探って根本的な対応を行うとともに、必要に応じて専門医に紹介する。

　在宅酸素療法の適応となっている慢性呼吸不全の患者で、特に高二酸化炭素血症を合併している場合、通常は1～2L/分程度である酸素の吸入量を安易に増加させると、呼吸停止を起こす可能性がある（酸素性無呼吸）。

4) 発作の予防

①合併する疾患の状態が落ち着いており、体調のよいときに診療を行う。
②診療の途中に適宜、休憩を入れる。
③口すぼめ呼吸を行っている患者では、適宜、口すぼめ呼吸を行わせる。
④在宅酸素療法を実施中の患者では、安易に酸素流量を増加させない。

③ 心筋虚血

心筋虚血

1）心筋虚血とは

心筋虚血とは心筋の酸素需要に対して酸素供給が不足し、心筋が酸素不足になった状態をいう。一過性（いっかせい）の心筋虚血は狭心症（きょうしんしょう）発作を起こし、心筋虚血の持続によって心筋が壊死（えし）すると心筋梗塞（こうそく）となる。

狭心症は、労作性（ろうさせい）狭心症と異型（安静）狭心症に分類できる。労作性狭心症は運動などによって心筋酸素需要が増加したときに、冠動脈が動脈硬化によって狭窄（きょうさく）していて冠動脈血流量が十分に増加せず、酸素供給が不足して発症する。異型狭心症は冠動脈がスパスム（攣縮（れんしゅく））を起こすことにより、心筋酸素需要が増加していないにもかかわらず酸素供給が減少して発症する。明け方の4時か5時頃の就寝中に発作が起こることが多い。

狭心症
心筋梗塞
労作性狭心症
異型狭心症

2）歯科治療と心筋虚血

歯科治療は不安・緊張や痛み、あるいは局所麻酔薬に添加されたアドレナリンなどによって血圧変動や脈拍数増加をきたしやすく、高血圧症や虚血性心疾患を合併した患者では心筋虚血の発作を起こしやすい状況にある。

3）発作時の対応

狭心症も心筋梗塞も、発作時には胸部絞扼感（こうやく）を自覚し、胸痛（きょうつう）を訴える。狭心症の場合には、胸痛は左肩や背中、下顎などに放散することが多い。心筋梗塞の場合には胸痛は胸部に限局しているが、より重篤な症状を呈する。

心筋虚血の発作時には酸素吸入と、冠動脈拡張のためにニトログリセリンなどの硝酸薬の舌下投与や吸入などを行う。アスピリンを噛み砕いて服用してもよい。すみやかに救急車を要請し、病院に搬送する。

ニトログリセリン

4）発作の予防

歯科治療に際して不安・緊張や痛みを最小限にすることが原則である。局所麻酔薬に添加されたアドレナリンについては、使用量の制限などを考慮する。

④ 脳卒中

脳卒中

1）脳卒中とは

脳卒中とは急性の脳血管障害に基づく発作のことであり、臨床的には脳内出血やくも膜下出血などの出血性病変と、脳血栓や脳塞栓などの虚血性病変に大別される。

脳内出血

くも膜下出血
脳血栓
脳塞栓

病態からみると、出血性病変と脳血栓はいずれも動脈硬化が基礎となっている。一過性脳虚血発作は脳血栓や脳塞栓の前兆である。これらの患者では高血

一過性脳虚血発作

圧や糖尿病が基礎疾患として存在しており、血栓形成の予防のために、アスピリンなどの抗血小板薬を常用していることが多い。一方、脳塞栓の多くは心原性であり、**心房細動**によって形成された血栓が脳血管を閉塞して発症する。心房内血栓形成の予防のために、ワルファリンなどの抗凝固薬を常用していることが多い。

心房細動

不整脈の一種。脈の強さとリズムが全く不規則になる（絶対性不整脈）。

2）歯科治療と脳血管障害

　高血圧症の患者では、歯科治療時の血圧上昇を契機として脳出血やくも膜下出血の発作を起こしやすい状況にある。脳塞栓は、抗凝固薬を常用していないために心房内に血栓が形成されている状況で、歯科治療中のいきみやむせ、急激な体位変換などがきっかけとなって血栓がちぎれて脳血管に運ばれ、血管を閉塞することによって発症する。

3）発作時の対応

　脳血管障害の発作時の簡便で有用な評価法が、シンシナティ病院前脳卒中スケールである（表1）[1]。顔面の下垂、上肢の動揺、言語のいずれか一つでも異常を認めた場合には、脳血管障害を疑い、専門病院に搬送する。救急車到着までの間、適切に気道を確保し、吐物によって窒息しないように顔を横に向けて、嘔吐時にはただちに吐物を除去できるように準備しておく。

シンシナティ病院前脳卒中スケール

表1　シンシナティ病院前脳卒中スケール

どれか一つでも異常を認めた場合には、脳卒中を強く疑う
1．顔面の下垂 　　歯を見せるように、あるいは笑顔を指示 　　→　正常＝両側が等しく動く 　　→　異常＝片側がもう一側のように動かない 2．上肢の動揺 　　目を閉じさせ、10秒間上肢をまっすぐに伸ばすよう指示 　　→　正常＝左右とも同じように挙がる、または左右とも全く挙がらない 　　→　異常＝片方が挙がらないか、もう一方と比べてふらふらと下がる 3．言語 　　「瑠璃（るり）も玻璃（はり）も照らせば光る」（例）を繰り返す 　　→　正常＝　正しい言葉を明瞭に話す 　　→　異常＝　不明瞭な言葉、間違った言葉、または全く話せない

　脳梗塞の場合には、発症後4.5時間以内であれば、血栓溶解療法が行える可能性がある。

4）発作の予防

　歯科治療に際して、不安・緊張や痛みを最小限にすることが原則である。歯科治療中の急激な血圧変動を避け、局所麻酔薬に添加されたアドレナリンの使用量の制限を考慮するとともに、心房細動の患者ではむせや体位変換などに注意する。同時に、脳血管障害の予防のために常用している抗血小板薬や抗凝固薬などの抗血栓薬によって、出血時には止血しにくい状態になっていることにも注意する。抗血栓療法に関するガイドラインでは、一般的な歯科処置の場合にはこれらの抗血栓薬を中断することなく治療を行うことが勧められている。

⑤ 窒息と誤飲・誤嚥

窒息
誤飲
誤嚥

1）歯科治療と窒息

歯科治療は患者が水平位の状態で行われることが多く、治療器具や補綴物（ほてつ）などが落下した場合には、それが声帯など喉頭の付近に停滞・嵌入（かんにゅう）することによって窒息状態となる。過去には、抜去歯、金属冠、ローラーコットンなどが原因となって患者が死亡する事例が起きている。

2）窒息時の対応

異物が固形物の場合には背部殴打やハイムリック（Heimlich）法を試みる（図3）。異物の除去が不可能で、患者が意識を消失した場合には、すみやかに一次救命処置（BLS）を実施する。

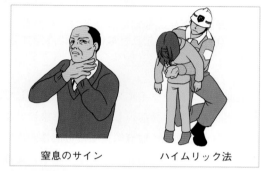

窒息のサイン　　　　ハイムリック法

図3　窒息のサインとハイムリック法

3）誤飲と誤嚥

誤飲は飲むべきではないものを飲み込むことをいい、異物は消化管に入る。誤嚥は飲み込みそこねることをいい、異物は気道に入る。誤嚥の際にむせの症状が出るのは異物が喉頭（こうとう）か気管内に存在する場合のみである。高齢者や脳血管障害、脳性麻痺などの患者では異物排除のためのむせの反射が減弱（げんじゃく）しているので注意が必要である。

背部殴打
ハイムリック法
一次救命処置（BLS）

4）誤飲・誤嚥時の対応

（1）誤飲

歯科治療時の誤飲では、ほとんどの場合は経過観察によって便とともに排泄されることを確認する。鋭利な器具の場合には、ただちに除去が可能であれば除去を試みる。除去が可能なのは異物が胃内に存在するときまでである。

（2）誤嚥

誤嚥の場合には、異物はすみやかに摘出しなければならない。放置すると肺炎や無気肺の原因となる。

5）窒息、誤飲・誤嚥の予防

治療器具や補綴物などを咽頭に落下させないことが大原則であり、ラバーダムの使用や舌根部にガーゼを置くなどの対応が基本である。またローラーコットンや器具などにデンタルフロスを装着しておくこともよい。

（一戸達也）

文献

1）日本救急医療財団心肺蘇生法委員会 監修：救急蘇生法の指針 2015 医療従事者用（改訂5版）；17-38. へるす出版. 2016.

5　感染予防

おぼえよう

①標準予防策（スタンダードプレコーション）は、障害や疾患の有無にかかわらず、すべての患者に対して同じ感染対策を行うことである。

②医療面接では、患者の有する感染症の情報も忘れずに聴取する。

③障害や疾患の種類によっては、感染症への免疫力（抵抗力）が低下している場合がある。医療関連感染を起こさないように注意する。

病原体（細菌やウイルス）が体内に侵入して増殖することを感染という。そして症状が出現（発症）したときに感染症となる。医療のなかでも歯科は感染源となりうる唾液、血液に接する可能性が高い環境である。たとえば、歯の切削などでは粉塵、切削片だけでなく唾液、血液も診療室内に飛散、感染を引き起こす可能性がある。このため、歯科の感染予防は障害の有無に関係なく重要である。感染予防の基本は、①病原体の除去、②感染経路の遮断、③宿主の免疫力（抵抗力）の増強、の3原則を考慮しなければならない。

医療関連感染

病院内で患者が病原体に感染した場合、あるいは医療従事者が感染した場合をいう。

1 標準予防策（スタンダードプレコーション）

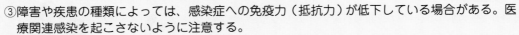

病原体の除去と感染経路の遮断は、標準予防策を用いる。血液、唾液、体液、分泌物、排泄物、傷のある皮膚、粘膜は感染する可能性があるものと考え、感染症の有無に関係なくすべての患者に同じ対応を行う。具体的には、手指衛生、個人防護用具の装着、使用した器具の洗浄・消毒・滅菌、診療環境の対策（ユニット・器具へのバリアフィルム貼付、床の清掃など）を行う。

標準予防策（スタンダードプレコーション）

個人防護用具

グローブ、マスク、ゴーグル、ガウン、キャップなど。

2 歯科における感染経路と対策

一般に感染経路には接触感染、飛沫感染、空気感染がある。歯科の診療対象である口腔内は体液である唾液が分泌し、歯周疾患に伴う出血などがみられ、感染源に接する機会が多い。実際の歯科治療においては唾液や血液の直接接触のほかに、超音波スケーラーを使用した際の水に唾液や血液が混ざった飛沫やエアロゾルが周囲に飛散するので飛沫感染や間接的な接触感染が考えられる。

歯科衛生士はアシスタントとして清潔な器具の準備をはじめ、バリアフィルムを貼付してグローブで触れることができる場所を決めておく、口腔内の唾液や血液を早めに吸引する、飛沫やエアロゾルは口腔内・口腔外バキュームで吸

歯科における感染経路と対策

接触感染
飛沫感染
空気感染

エアロゾル

気体中に浮かんでいる多数の微粒子のこと。この中に病原体が含まれるために感染源となる。

引する、十分な換気を行う等の診療環境の整備と実際の診療時の感染対策を考える必要がある。

障害者歯科では脳性麻痺の流涎、自閉スペクトラム症の自傷、気管孔からの気道分泌物、経管チューブの刺激による嘔吐など、障害や患者本人を知っていなければ予想できない感染源もある（表1）。

表1　障害者歯科での主な感染源と具体例

感染源	具体例
唾液	・会話　　　　　　　　　　　　　・脳性麻痺の流涎 ・義歯の切削・調整
血液	・自閉スペクトラム症の自傷部からの出血 ・歯周疾患による歯肉出血 ・口腔粘膜の咬傷　　　　　・口腔外科処置に伴う出血 ・急な体動による針刺し、メス等鋭利なものでの切創 ・義歯の切削・調整
唾液と血液の エアロゾル	・コントラアングルハンドピースを使用した歯面清掃 ・超音波スケーラー、エアスケーラーを使用したスケーリング・ルートプレーニング（SRP） ・タービンを使用した歯の切削
涙、鼻汁、尿	・不安、恐怖に伴うもの　・痛みに伴うもの　　・失禁
気管分泌物	・気管切開や気管喉頭分離術後の気管孔からの分泌物
嘔吐物	・口腔過敏や絞扼反射による嘔吐 ・経管チューブの刺激による嘔吐

❸ 障害者の感染予防

障害者の感染予防

障害者は低年齢時より医学的管理がなされていることが多く、感染症に対する情報を得やすいので初診時の医療面接は重要である。しかし、患者は日常生活を送るなかでいろいろな感染源に遭遇し感染する。例えば自覚のないままB型肝炎やC型肝炎、ヒト免疫不全などの感染症を有していることもある。また障害の種類によっては免疫力が低下しているために感染症に罹患しやすい患者がいる。歯科衛生士が口腔健康管理を行って口腔を健康に保つことは、感染症に対する宿主の抵抗力の増強につながり感染予防となる。

口腔健康管理
→ p153 MEMO 参照。

（久保田智彦）

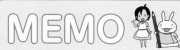

新型コロナウイルス感染症について

①新型コロナウイルスについて
・新型コロナウイルスはRNAウイルスの一つで、正式名称はSARS-CoV-2（重症急性呼吸器症候群コロナウイルス2）という。目、鼻、口の粘膜から体内に侵入する。
・日本では従来株のほかに、アルファ株（イギリス型）、ベータ株（南アフリカ型）、ガンマ株（ブラジル型）、シータ株（フィリピン型）、デルタ株（インド型）、ミュー株（コロンビア型）、オミクロン株の7つが確認されている。（2022年1月現在）
②新型コロナウイルス感染症の概要
・新型コロナウイルスが原因で発症した感染症を新型コロナウイルス感染症（COVID-19）という。COVID-19は「2019年に発生した新型コロナウイルス感染症」の略。
・潜伏期間3〜14日（平均5日）。主に飛沫感染、接触感染といわれている。
・飛沫がエアロゾル化したものを吸入することによって感染する場合があるのでマスク装着は有効。アルコール、石鹸での手指消毒が有効。

文献
1）日本歯科医学会監修：エビデンスに基づく一般歯科診療における院内感染対策実践マニュアル 改訂版：永末書店，2015．
2）厚生労働省：新型コロナウイルス感染症（COVID-19）診療の手引き（第5版）．2021．
〈https://www.mhlw.go.jp/content/000785119.pdf〉

やってみよう

以下の問いに○×で答えてみよう（解答は巻末）

1. 胸郭や脊椎が変形している脳性麻痺患者でも、呼吸機能の異常はない。
2. 抗うつ薬服用患者にアドレナリン添加局所麻酔薬の使用により血圧異常の恐れがある。
3. 片麻痺の患者では、麻痺側の上腕で血圧を測定するのがよい。
4. Hugh-Jonesの分類は、呼吸器疾患の重症度分類である。
5. 安全に歯科治療が行える運動強度の目安は、2METsである。
6. シーソー呼吸（外奇異呼吸）は、気道閉塞の症状である。
7. 高血圧症の診断基準は、収縮期血圧 140mmHg以上、拡張期血圧 90mmHg以上である。
8. バイタルサインは、主に意識、体温、呼吸、脈拍、血圧である。
9. 日本では医療用酸素ボンベの塗色は緑色である。
10. 医療用酸素ボンベの満充填のときのボンベ内圧力は、約15MPaである。
11. 心肺蘇生で最も重要なことは、適切な人工呼吸である。
12. てんかん発作時には、口腔内の治療器具などをすみやかに取り除く。
13. 貧血患者では、チアノーゼがみられにくい。
14. 労作性狭心症発作は、明け方の就寝中に起こりやすい。
15. 心疾患（心房細動）のある患者には、血栓予防のためにワルファリンが投与される。
16. 顔面の下垂、上肢の動揺、言語障害の1つでも認めた場合、脳血管障害を疑う。
17. 誤飲とは、食物以外が気道に入ることである。
18. スタンダードプレコーションは、感染症の有無や種類に関係なく、
　　すべての患者・医療従事者に適用される。
19. 感染対策のグローブ、マスクは個人防護用具に分類される。

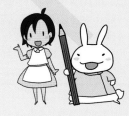

第7章
コミュニケーションの確立と行動調整

1. コミュニケーションと行動
調整法
①コミュニケーションの確立
②基本的な行動調整
③構造化と視覚支援
④特別な行動調整

障害者歯科の現場から
・障害の発見機能をもつ地域の歯科医院

7

1 コミュニケーションと行動調整法

おぼえよう

①障害者とのコミュニケーションには、障害に合わせた各種対応法の応用が重要である。

②行動調整は、レディネスが備わった障害児者へ行うものである。

③TSD法は、Tell、Show、Doの順番で行う。

④障害者歯科におけるモデリング法では、象徴モデルのほうが効果的である。

⑤TEACCHプログラムは構造化の代表的な方法である。

⑥体動コントロールは、反射抑制姿勢、徒手や抑制具による物理的抑制がある。

⑦薬物を用いた行動調整法は、精神鎮静法と全身麻酔に大別される。

1 コミュニケーションの確立

1）障害者とのコミュニケーション

コミュニケーションの確立は、歯科医療を行ううえでの第一歩であり、重要な要素である。しかし、障害者とのコミュニケーションの確立は困難な場合が多い。視覚あるいは聴覚異常のある人においては、コミュニケーション方法に制限が存在する。知的能力障害や自閉スペクトラム症のある人においては、一般に理解能力、新しい事象への適応能力が未発達なため、通常の方法に加えて、個々の発達段階と個性を考慮して、補助代替コミュニケーション（AAC：augmentative and alternative communication）を応用する必要がある。

> **AAC**
> まなざし、指さし、サイン（身振りや手話）、シンボル（絵記号）、写真、話し言葉、文字やコミュニケーションエイドなどを使用して感情や意思を表現できるよう支援する手段。

（1）視覚障害のある人への対応

①音声言語：最も一般的な方法で、音声によって伝えられる言語

②点字：6つの点の組み合わせによる触読できる表音文字

③模型の利用：顎模型などを触ってもらって理解する方法

（2）聴覚障害のある人への対応

①補聴器：音を増幅する器具（図1）

②筆談：文字を書いて意思疎通を図る方法

③手話：手指や口の動き、表情や体の動作を同時に使用する視覚言語

④ジェスチャーなど

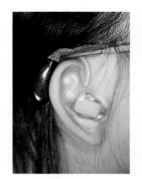

図1　補聴器

（3）知的能力障害や自閉スペクトラム症のある人への対応

① AAC

②視覚支援（p118「3 構造化と視覚支援」参照）

2）コミュニケーションの確立

　歯科医院では、歯科医師より前に、歯科衛生士が患者と出会うことが多い。よって患者と保護者、施設職員とのコミュニケーションは重要である。

　患者の障害の種類、程度などを把握して、言語、非言語アプローチ問わず、いろいろな方法を駆使して各患者に合ったコミュニケーションを確立するべきである。理解しやすい言葉（**表1**）でゆっくりとはっきり話すことを基本とし、根気よくコミュニケーションに努める必要がある。家庭や施設でのコミュニケーション方法を参考にするとよい。

　泣いたり暴れたりなど、コミュニケーションがうまくとれないときは、その理由を分析し対処するべきである。一つの方法だけにこだわらず、いろいろなアプローチを試みることにより、少しずつコミュニケーションがとれるようになることがある。できたことは認め、すぐほめることで、患者との距離が近くなる。最初から完璧なコミュニケーションが得られることはなく、回を重ねることで、コミュニケーションを深めていくよう、焦らず対応する。

表1　理解しやすい言葉の言いかえ例

器具名	言いかえ
バキューム	→そうじき（掃除機）
スリーウェイシリンジ	→風とシャワー
ラバーダム	→ゴムのマスク
タービン	→ジェット機
印象材	→粘土

❷ 基本的な行動調整

　障害児者の歯科治療における行動調整（広義）は、きわめて重要な臨床的手法である。「心理学的アプローチ」「生理学的アプローチ」「薬理学的アプローチ」があり、患者の状態・状況に配慮して選択する（**図2**）[1]

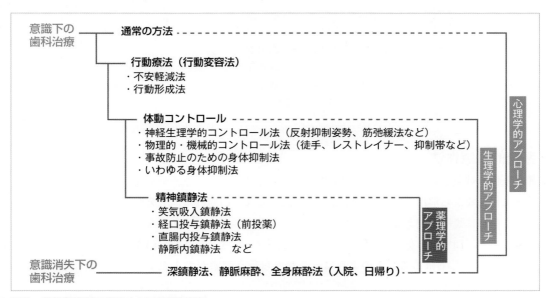

図2　障害者歯科で応用される行動調整法
（日本障害者歯科学会 編：スペシャルニーズデンティストリー障害者歯科（第2版），208．医歯薬出版，2017．より引用　※a）b）より改変）
a）森崎市治郎，緒方克也，向井美惠 編著：障害者歯科ガイドブック，173-183．医歯薬出版．1999．
b）全国歯科衛生士教育協議会 監修：最新歯科衛生士教本 障害者歯科，21-33．医歯薬出版．2003．

　そのなかで、行動調整の方法（行動変容技法）を用いた対応が基本的である。障害者歯科では、一般の歯科治療と違い、理想的な協力は得られないことが多い。しかし、期待と目標は捨てるべきではない。患者は一人一人違うことを念頭に置き、どのような障害なのか、注意点や留意点は何かをよく把握するべきである。そして、説明などは理解しやすい言葉や動作で行う必要がある。

　基本的態度として、いつも TLC（tender loving care）を忘れないこと、患者の人格を尊重すること、ごまかさず誠実な態度で臨むことが重要である。

　自我の確立や言語理解の発達により意思の疎通が可能になる頃、すなわち、発達年齢が3歳半〜4歳以上の障害児者において歯科治療のレディネスが備わっている[2]と考えられ、行動調整が有効となる。歯科診療を通して、その場面で最も有効な行動調整を組み合わせて使用することが効果的である。しかし、障害者歯科治療で応用される行動調整の効果には限界がある[3]。

> 行動調整の方法（行動変容技法）
>
> TLC（tender loving care）
> 優しく愛情をもって接すること。
>
> レディネス

MEMO

レディネス

レディネスとは準備性という意味で、歯科では歯科治療を受け入れるだけの一定の発達と経験を有していることを指す。発達検査により障害児者の発達年齢を把握することで、レディネスの有無を判断する。歯科では遠城寺式乳幼児分析的発達検査[4]（表2）が一般的に利用される。発達年齢、発達レベルにより歯科治療の適応性の判断（目安）が可能である。しかし、これまでの歯科治療経験、特に抑制治療などの負の経験により、レディネスが十分にあっても、歯科治療への協力が得られない障害児者が存在することを忘れてはならない。

表2　遠城寺乳幼児分析的発達検査の各要素と歯科診療のレディネスの境界領域

要素		境界領域
言語理解：	長い、短いがわかる	2歳7.5か月
移動運動：	幅とび（両足をそろえて前にとぶ）	3歳6か月
手の運動：	十字をかく	3歳6か月
対人関係：	「こうしていい？」と許可を求める	3歳2か月
発語：	自分の姓名を言う	2歳4.5か月
基本的習慣：	入浴時、ある程度自分で体を洗う	3歳10か月

（穂坂一夫：歯科診療へのレディネスに関する研究　第Ⅱ編　発達障害者のレディネス．愛院大歯誌　1994；32：573-585．）

簡単な基準としては、「長い、短いがわかる」「ボタンをはめる」がある[5]。なお、「ボタンをはめる」は、手の運動の3歳2か月にあたる。

1）系統的脱感作法

　患者が恐怖の対象としているものを順次見せ、体験させていき、恐怖や不安を最低限に保ちながら解消していく方法である。たとえば、口腔内にエアをかけるとき、初めに説明を加えながら手のひらへエアをかけ、大丈夫であったらほめ、前腕、頬、口唇へと徐々に同じようにエアをかけていき、最終的に口腔内に到達する。そしてほめる。このように、これから行う刺激が大丈夫であることを理解させながら（脱感作）、系統的に目的の場所に徐々に近づけていき、最終的に意図した刺激を可能にさせる方法である。系統的脱感作法として、Tell-Show-Do法（TSD法）やカウント法がある。

> 系統的脱感作法
>
> Tell-Show-Do法（TSD法）
> カウント法

（1）Tell-Show-Do 法（TSD 法）

　これから行うことをわかるように話し（Tell）、使用する器具や使用方法を見せ（Show）、実際に行う（Do）という方法であり、この順序は必ず守る。TSD 法は、意思の疎通が十分でない場合でも、いつでも何度でも使用することにより、脱感作につながる。

（2）カウント法

　「10 までがんばろう」などの声かけにより、10 まで数えながら予定の処置を行う。時間的構造化により、終わりの見通しが立つことで、患者は処置を受け入れやすくなる。また、数を数えることに意識が集中するため、処置の刺激を相対的に減少させることができるのも利点である。

2）オペラント条件付け法

　正あるいは負の強化因子を操作することにより、偏りのある行動を弱め、望ましい行動を強めていこうとする方法である。正の強化因子には、ほめ言葉、ご褒美（ほうび）などがあり、逆に負の強化因子には、叱責（しっせき）、拘束、罰などがある。

　オペラント条件付け法として、トークンエコノミー法、レスポンスコスト法、タイムアウト法がある。トークンエコノミー法とレスポンスコスト法は表裏一体であり、併用が効果的である。

オペラント条件付け法
正の強化因子
負の強化因子

（1）トークンエコノミー法

　正の強化因子を中心に応用。適応行動が出現するたびに、トークン（シールなど）を与えることで、適応行動の増加、維持を図るものである。

トークンエコノミー法

（2）レスポンスコスト法

　正の強化因子の逆説的な応用と負の強化因子の応用。トークンエコノミー法の逆で、不適応行動に罰金を科したり（トークンを取り上げる）、叱責することにより、不適応行動の減少を図るものである。

レスポンスコスト法

（3）タイムアウト法

　診療場面から一定時間隔離することで、不適応行動の鎮静または消失を図るものである。障害者歯科では有効な方法ではない。

タイムアウト法

3）モデリング法

　お手本を見て言動を真似たり、他人の行動を観察してその行動様式を学習する方法である。モデルには、現実の歯科治療を受けている患者を見せる生モデル（直接モデリング）と、動画や写真、絵を見せる象徴モデル（間接モデリング）がある。障害者歯科診療においては、象徴モデルのほうが効果的である。

生モデル
象徴モデル

4）フラッディング法

　大量の恐怖刺激のなかに身を置き、その恐怖をむりやり経験させて克服する方法で、系統的脱感作法とは対照的である。障害者歯科での使用頻度は少ない。

これらの方法を駆使してトレーニングを行う。その際に、レディネスを評価したうえで適応性と可能性を考慮するべきであり、一貫した態度で系統的に進める。できたことはすぐほめ、正の強化を怠らないことが重要である。

❸ 構造化と視覚支援

構造化 視覚支援

構造化とは、対象の人の身になって、情報をわかりやすく視覚的に認識させる手段・方法である。この目的は、行動調整ではなく行動支援とされる。代表的なものに、自閉スペクトラム症のある人への対応として知られている TEACCH（Treatment and education of autistic and related communication handicapped children）プログラムに使用される絵カードがある。これらのツールは環境や空間の構造化（図3）として、また、カウント法は時間の構造化として障害者歯科治療に応用される。

障害児者とのコミュニケーションにおいて、視覚的に理解しやすい素材を使用することはとても有効な方法であり、これらを視覚支援という。視覚支援には、文字、シンボル、サイン、絵、写真、実際のものなどを用いるが、ただ用いるだけでなく、順番を付加することにより、より有効なツールとなる。コミュニケーションに課題のある人への対応として、自発的コミュニケーションを身につけるための学習方法として PECS（Picture exchange communication system）が普及してきている[6]。

1）TEACCH プログラム

早期の診断と評価から、早期治療教育、学校教育、家族援助、地域社会への対策、青年期、成人期の訓練、援助など、包括的な視点と視野をもって自閉スペクトラム症のある小児と、その家族への支援を継続することを特徴とするプログラムである。歯科治療においては、絵カードなどの視覚支援ツールを使用した、言語を補うコミュニケーションや時間や流れの構造化として使用される（図4）。

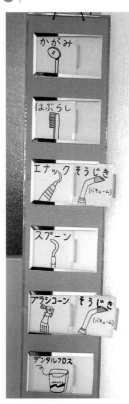

図3　歯科治療における環境（順番）の構造化

TEACCH プログラム

自閉症および関連するコミュニケーション障害の小児のための治療と教育。

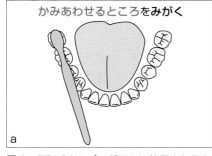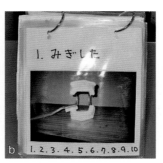

図4　TEACCH プログラムに使用されるカード
a：絵カード　b：写真カード

2）PECS

絵カード交換式コミュニケーションシステム。絵カードを使用して、自閉スペクトラム症やその他さまざまなコミュニケーションに課題をもつ人が、自発的コミュニケーションを身につけるための学習方法である。1985年にアメリカのデラウェア州で開発され、世界75か国以上で使用されている。教師、施設職員、家族などでも簡単に作成でき、さまざまな場面で活用できる点が特徴である。

（八若保孝）

PECS

文献

1）福田 理：Ⅱ編　スペシャルニーズのある人の歯科医療　1章 行動調整 Ⅰ概要：日本障害者歯科学会 編：スペシャルニーズデンティストリー障害者歯科（第2版），208．医歯薬出版，2017．
2）福田 理 他：心身障害児の歯科診療における行動療法トレーニングの臨床効果．小児歯誌 27，936-944．1989．
3）小笠原 正：知的障害児・者への行動療法の応用—基礎と臨床—．障歯誌 24，80-88．2003．
4）遠城寺宗徳，合屋長英 他：遠城寺式乳幼児分析的発達検査法．慶應義塾大学出版会．1996．
5）穂坂一夫，大槻征久 他：発達障害の歯科治療への適応予測のための簡便な検査の検討．障歯誌 23，33-39．2002．
6）小井田久美，園山繁樹 他：自閉症障害児に対する PECS によるコミュニケーション指導研究−その指導プログラムと今後の課題−．行動分析研究 18，120-130．2004．

❹ 特別な行動調整

歯科診療の際に生じる体動は①随意的な体動と②不随意的な体動の大きく2つに分けられる。障害者の歯科診療においては、泣き叫ぶ、暴れる、逃げ出すなどの①随意的な体動がみられることも珍しくない。これらは過去の歯科診療における痛みや恐怖といった経験から生じることも多く、「意思をもって診療を拒否する行動」であるが、知的能力障害によって歯科診療の必要性を理解できずに生じるという側面もある。一方、②不随意的な体動については、脳性麻痺など肢体不自由の患者に認められることが多く、反射や本人の意思でコントロールできない不随意運動によるものである。

これらの体動は安全な歯科診療の妨げとなるため、前項のような行動調整法を用いて体動の軽減に努める一方、本項のような特別な行動調整を行う場面も多い。

随意的な体動
不随意的な体動

1）身体抑制法

身体抑制法は物理的に体動をコントロールする方法であるが、その適応には十分な配慮が必要である。日本障害者歯科学会からは「歯科治療時の身体（体動）抑制法に関する手引き」[1] が提示され、身体抑制法の適応については次の3条件を十分に評価、協議、検討したうえで行う必要があるとしている。

①切迫性：そのとき、その場で身体抑制を行ってでも診療すべき緊急性、切迫性があること。

切迫性

②非代替性：客観的にみても、他に有効な方法がなく身体抑制法だけが選択
されうること。

③一次性：その診察、検査や処置のためだけの短時間、一時的な身体抑制で
あること。

　特に発達年齢の高い自閉スペクトラム症の患者については、身体抑制を行う
ことが心理的なトラウマとなり、その後の歯科診療がさらに困難となるような、
多大な影響を与えかねないことも念頭に置いておく必要がある。

　また、身体抑制を行う際には、本人や保護者に対し十分な説明をしたうえで
同意書の取得も行う。

（1）徒手による身体抑制法

　主に幼児・小児期で力が強くなく、かつ大きな体動がない場合に、保護者や
介護者、スタッフの手で体動を抑制する方法である（図5）。歯科診療への妨
げとなる頭部の動きや肩の動き、手や膝の動きをコントロールすることが多い。
抑制は広く包み込むようなつもりで行うことを心がけ、抑制の力が一点に集中
しないよう注意を払う。

（2）大きめの布を用いた身体抑制法

　主に幼児・小児期で、体動が少し大きく、より確実な体動コントロールが必
要な場合に、バスタオルやシーツといった大きめの布で体全体を包み込む、ラッ
ピングテクニックを用いる方法である（図6）。

　体を包む際、患児の手や膝は伸ばした状態を保持し、布をピンと張った状態
で体に巻き付け、布の端を患児の背面に敷き込む状態にすると自重で固定され
布が緩みにくくなり、効果的な抑制が持続しやすい。

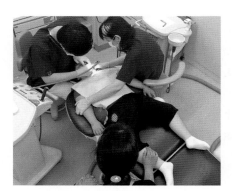

図5　徒手による身体抑制
急な動きに対応できるよう、アシスタントが
患児の右手と開口を補助し、保護者が患児の
右足に手を添えている。

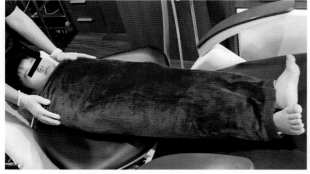

図6　大きめの布を用いた身体抑制法
大きめの布で体全体をピタッと包み込んでいる（写真提供：
村上智哉先生）。

（3）抑制具を用いた身体抑制法

①治療台のベルト固定金具・サポートベルト（図7）

　随意的な大きな体動がなく、不随意的な体動が主となる患者に有効である。

治療台側面のベルト固定金具の位置は決まっているため、体格が規格から大きくはずれると使用できない。

②レストレイナー（図8）

　小児歯科や眼科・小児科向けに市販されている抑制具で、フック付の背板とネットで構成されており、肩ベルトの取付けも可能である。背板はフラットタイプとウェーブタイプの2種の形状があり、サイズも各形状に対し2種類ある。主に幼児・小児期で体動が大きい患児に使用するが、使用によって胸郭の拡大抑制にもつながるため、患児の呼吸状態の監視に留意する。ネットが直接皮膚に触れた状態で使用すると圧痕が残ったり、ネットに手足の爪が引っかかり損傷することもあるため、衣服から露出している部分はタオルで包むなどの配慮も必要である。

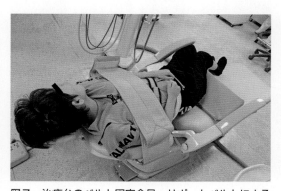

図7　治療台のベルト固定金具・サポートベルトによる抑制
脳性麻痺の患者。上肢を軽くベルトで抑制し、反射による体動に備えている。

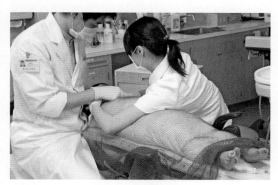

図8　レストレイナーによる抑制
アシスタントが両手で患児の頭部の動きを抑制しつつ、開口器を保持している。患児の右足指にはモニタリングセンサーが見られる。

③パプースボード（Olympic Papoose Board）（図9）

　主に欧米で市販されている抑制具で、背板と面ファスナーを使った手首ベルト・フラップ状の体部ベルト3枚で構成されている。乳児サイズから成人サイズまで4種類あり、規格より大きな体格向けに、幅広の延長ベルトもオプションで販売されている。

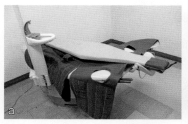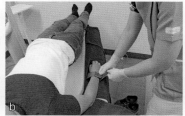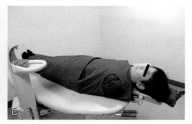

図9　パプースボードによる抑制
a：パプースボード　b：手首のベルトは、手首の関節部に巻くことがポイント　c：パプースボードを使用した状態。

2）開口保持に用いる器具

　診療中の開口保持が困難な場合、開口器を応用することで開口保持を行ったり、バイトブロックを用いたりする（図10）。ほかにも割り箸など木製の棒にガーゼを巻き付けたものや、ビニールホースに歯ブラシの柄を挿入したものを自作したり、ゴムやビニール製の管を咬ませることで開口保持を図るといった工夫もある（図11）。いずれの場合においても、器具の無理な使用は、歯の破折や脱臼、軟組織の損傷の可能性があることを忘れてはならない。

開口器
本来は開口させるための器具であり、開口障害の場合の開口訓練に使用される場合もあるが、日常の診療では開口保持に用いることが多い。

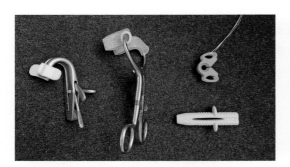

図10　いろいろな開口器・バイトブロック
左：万能開口器。ゴム製のキャップは脱落に注意が必要。
中：マウスギャグ（はさみ型万能開口器）
右：バイトブロック。落下防止目的のフロスがみられる。
右下：VADIバイトブロック。ラテックスアレルギー対応でポリエチレン製のディスポーザブルタイプ

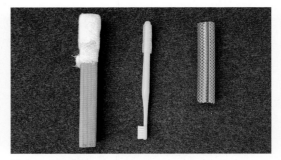

図11　開口保持のための工夫
左：木製の棒にガーゼを巻き付けたもの。
中：ビニールホースに歯ブラシの柄を挿入したもの
右：ビニール製の管（補強繊維入り）。

3）ハンドオーバーマウス法（HOM：hand over mouth）

　泣き叫んだり、興奮して術者の話を聞こうとしない患者に対し、術者が患者の口をふさいで声が出ないようにすることで術者に注意を引きつけ、患者をコントロールする方法である。障害児者への適応は、不適応行動やパニックを助長させる可能性があり、禁忌とされている。

4）薬物を用いた行動調整法

　薬物を用いた行動調整法は、①意識がある状態と②意識がない状態の大きく2つに分けられる。①は経口投与鎮静法（前投薬法）、亜酸化窒素（笑気）吸入鎮静法、静脈内鎮静法といった精神鎮静法が、②には全身麻酔が該当する。①の精神鎮静法は患者の協力状態、発達段階、発育状況による影響が大きく、効果には個人差が大きい。②は専門的な管理が必要であり、対応可能な施設が限定される（5章「4薬物を用いた行動調整時の診療補助」参照）。

（岩瀬陽子、玄 景華）

文献

1）日本障害者歯科学会ガイドライン検討委員会：歯科治療時の身体（体動）抑制法に関する手引き. 日本障害者歯科学雑誌 39：45-53，2018.〈https://doi.org/10.14958/jjsdh.39.45〉
2）スペシャルニーズデンティストリー障害者歯科（第2版）；Ⅲ編 スペシャルニーズのある人の歯科医療／1章 行動調整／Ⅳ 薬物的行動調整，Ⅴ 物理的な体動の調整法. 日本障害者歯科学会編. 医歯薬出版，229-239．2020.

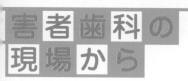
障害の発見機能をもつ地域の歯科医院

緒方克也（社会福祉法人 JOY 明日への息吹 理事長）

患者の生活や暮らしを感じ取る力が必要

　今月で3歳になるK君は、う蝕予防を希望して来院しました。よくおしゃべりする活発な子どもですが、なかなかいうことを聞いてくれません。医療面接でも、母親は落ち着きのなさを心配し、また、言葉は出ているがしゃべりが一方的で、相手の話をしっかり聞き取れないことを心配していました。子育ての経験をもつ歯科衛生士は、その子に対して、あまりにも落ち着きがないので気になると言いました。治療椅子を倒し、寝かせようとしたとき、子どもは寝るのを嫌がり、母親も一緒に抑えるように仰臥位にしましたが、子どもは激しく抵抗し、口を見ようとすると唇を強く結んで開けるのを拒否しました。それでも見ようとすると大きな声で泣き出し、母親や歯科医師と全く意思の疎通ができなくなりました。いくら言葉をかけても、その言葉に反応しないのです。母親は「泣くといつもこうです」とあきらめ顔でした。歯科医師も、ちょっと変わった子だと思いながら、母親が「人と一緒に遊ぶのができなくて困るんです」「スーパーではしょっちゅう迷子になって放送で呼ばれるし」と言っていたのを思い出し、やはり発達に何か問題があるのではないかと思いました。

　さらに、口腔内検査と歯磨きの間ずっと泣いて暴れていたK君が、終わった途端ケロッとして椅子から降りると、母親も求めずに診療室内をにこにこしてウロウロし始めました。歯科医師はこの様子を見て、やはり発達に何か問題があると考え、母親に3歳児歯科健康診査を聞くと来週が健診日とわかり、「健診のときに、担当の保健師に心配なことをすべてしっかり相談するほうがいい」とアドバイスしました。そして、「母親が聞きやすいように、自分から保健福祉センターの健診担当者に

連絡し、相談に乗ってくれるように連絡してもいいか」と聞きました。母親は大変喜んで、「そんなにしてもらっていいのか」と感謝しました。歯科医師はすぐに保健福祉センターへ連絡し、「健診を受けるK君が歯科医院に来て、このような行動であり、母親も大変心配しているのでしっかり観察して相談に乗ってほしい」と伝えました。

　このことは、地域の歯科医院が障害の発見機能をもっているということです。しかし、子どもの発達に無関心であり、あるいは高齢者の機能退行に無関心では発見機能は生かされません。そのためには、地域の歯科医院で活動する歯科衛生士は、患者の口の中だけを見るのではなく、患者の生活や暮らしを感じ取る力が必要です。

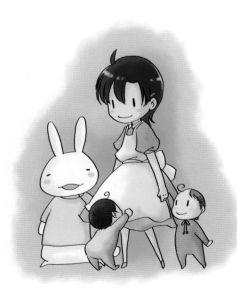

やってみよう

以下の問いに○×で答えてみよう（解答は巻末）

1. 点字は、聴覚障害者に有効である。

2. Tell-Show-Do法は、これから行うことを説明し、使用する器具を見せて、実際に行うという方法である。

3. オペラント条件付け法は、好ましい行動を強化するために、ほめたりご褒美を用意する。

4. モデリング法は、好ましい行動の見本を提示する方法である。

5. 障害者の不適応行動は、叱ることで改善する。

6. 視覚支援では文字、シンボル、サイン、絵、写真、実際のものなどを用いる。

7. TEACCHプログラムとPECSは、自閉スペクトラム症のある人に有効である。

8. 身体抑制法の適応については、切迫性、非代替性、一次性の3条件を十分に評価、協議、検討したうえで行う必要がある

9. 身体抑制法が必要な場合は、本人や保護者に対し十分な説明をしたうえで同意書の取得も行う。

10. 薬物による行動調整法には、経口投与鎮静法（前投薬法）、亜酸化窒素（笑気）吸入鎮静法、静脈内鎮静法がある。

11. 障害者への全身麻酔は危険であるため、障害者歯科では用いない。

第8章
障害者への歯科保健指導と管理

1. 障害者の口腔ケアと健康管理

①口腔ケアの基本的な考え方

②口腔ケアの特殊性

③口腔ケアの支援システム

2. 障害者へのブラッシング指導

①知的能力障害者のブラッシング

②自閉スペクトラム症者のブラッシング

③脳性麻痺者のブラッシング

④視覚障害者のブラッシング

⑤認知症のブラッシング

3. 障害者の健康支援と継続管理

①障害別の管理の要点

②障害者歯科と歯科衛生過程

・歯科衛生過程

4. 特別支援学校での歯科指導

5. 障害者施設での歯科管理

①障害者施設での歯科衛生士の役割

②障害者施設での指導

8

1 | 障害者の口腔ケアと健康管理

おぼえよう

① 「口腔ケアは、QOLの向上を目指した科学であり、技術である」と定義される。

② 器質的口腔ケアは、口腔清掃による口腔環境の維持・向上を目的にしている。

③ 機能的口腔ケアは、口腔機能の維持・向上を目的としている。

④ 効果的な口腔ケアを実施するには、生活（福祉）を中心とした支援が重要である。

1 口腔ケアの基本的な考え方

1）「口腔ケア」の定義

　1994（平成6）年に、「口腔ケア」は「口腔の疾病予防、健康保持・増進、リハビリテーションにより、QOLの向上を目指した科学であり、技術である」[1]。当初は、日常生活のなかで口腔清掃などの歯科保健行動実践にあたって、障害児者や要介護高齢者のように配慮が必要な人に対する口腔清掃を目的とした器質的口腔ケアを示す言葉として使用されていたが、近年では、食事、呼吸、発音、表情など口腔機能の維持・向上を目的に行う機能的口腔ケアの内容も含んで表現されている。

歯科保健行動

器質的口腔ケア
機能的口腔ケア

2）口腔ケアの重要性

　口腔は、微生物にとって、体温による適切な温度、唾液や歯肉溝滲出液による湿度、食物残渣による栄養が存在し、歯、歯肉、舌などの複雑な形態の組織であるために、生息しやすい環境である。約300種類以上、数千億個の微生物が歯や義歯にバイオフィルムを形成し、口腔清掃状態が悪いとその数は一兆個近くにもなるといわれている。義歯に形成されたバイオフィルムは、デンチャープラークと呼ばれる。バイオフィルムからは、う蝕原生菌や歯周病関連細菌、カンジダ菌、肺炎起炎菌など多くの微生物が検出される。成熟したバイオフィルムは、歯磨きなどの物理的除去をしないかぎり、洗口剤などの化学的洗浄のみでは除去できない。

バイオフィルム
デンチャープラーク

カンジダ菌

易感染性

　障害児者や要介護者では、免疫力低下などによる**易感染性**、歯の数や位置の異常などの解剖学的変化、**自浄作用**低下、口腔清掃や義歯管理の困難性などから、口腔内微生物が増加しやすい。

　これらの口腔内微生物は、う蝕や歯周疾患発症だけでなく、慢性的な誤嚥に

自浄作用
食事による運動や話すことなどでの口唇・舌の動きが、自動的に歯や口腔を清掃する作用をいう。

よる誤嚥性肺炎、血管内への侵入による心臓血管疾患（菌血症<rp>（きんけつしょう）</rp>、感染性心内膜<rp>（しんないまく）</rp>炎<rp>（えん）</rp>など）、糖尿病などにも関与していることから、口腔ケアの実施は全身疾患の予防になるといえる。また、口腔ケア実施によって感覚運動や協調運動の学習ができ、口腔機能の良好な発達を促し、摂食や発音機能などの改善による社会性の拡大などの効果も期待できる。したがって、口腔ケアによる良好な口腔環境の維持は、健康の維持・増進および QOL の向上にとって重要である。

誤嚥性肺炎
心臓血管疾患
菌血症
感染性心内膜炎
糖尿病
感覚運動
協調運動

QOL の向上

3）口腔ケアの目的

　口腔ケアの目的は、単に口腔清掃だけではなく、口腔機能の維持改善などを通して良好な口腔環境を整備し、同時に、本人および介助者の技術・意識の向上を図ることである。口腔ケア実施による口腔内の違和感や痛み、口臭の予防に加え、発音や言語の明瞭化、呼吸の安定、食事の改善による栄養状態の改善なども図ることができ、対象者の望む生活の実現に大きく寄与することから、対象者のQOL の向上が目的といえる（**図1**）。

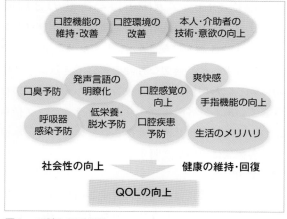

図1　口腔ケアの目的

4）口腔ケアの種類

　口腔ケアは、実施者や目的によって分類されている（**表1**）。

（1）実施者による分類

①**日常的口腔ケア**：日常生活で行われる、本人によるセルフケアおよび介助者による口腔ケア。

日常的口腔ケア
セルフケア

②**専門的（プロフェッショナル）口腔ケア**：歯科医師・歯科衛生士などの歯科医療従事者が中心となって行う口腔ケア。口腔領域における疾病の予防、機能の維持・回復、健康と生活の質の向上のために行う口腔保健指導、専門的口腔清掃、口腔機能の維持・向上・回復のための指導や訓練、歯科口腔領域の介護援助などの技術。

専門的（プロフェッショナル）口腔ケア

表1　口腔ケアの分類

実施者による分類	1. 日常的口腔ケア 2. 専門的口腔ケア
目的による分類	1. 器質的口腔ケア 2. 機能的口腔ケア

（2）目的による分類

①**器質的口腔ケア**：歯や粘膜を含む口腔内や義歯の清掃、含嗽<rp>（がんそう）</rp>指導などの口腔衛生管理。

②**機能的口腔ケア**：口腔機能の健全な維持や介護。口腔機能低下による自浄作用低下を認める場合は、口腔内が不潔になりやすく、機能的口腔ケア実施が口腔衛生管理としての効果を示すこともある。

❷ 口腔ケアの特殊性

　口腔ケア実践には "認知"、"運動" および "情意" で表される機能の３領域
が重要である [2,3]（表２）。本領域は学習の成果で獲得していくものであり、障
害児者では学習不足（未学習）や誤った学習（誤学習）となる場合も多く、専
門家による適切な支援が必要である。

認知
運動
情意
機能の３領域
未学習
誤学習

1）器質的口腔ケアにおける機能の３領域

　器質的口腔ケアの基本である歯磨き（ブラッシン
グ）では、各領域に配慮し、"している" から "で
きている" へと、適切な行動を習得できるように成
功体験となる環境整備を対象者に合わせて詳細に行
う必要がある。各障害別の詳細なブラッシング指導
については、本章２節で述べられているので、本節
では各領域について説明する。

（1）認知

　歯磨きの実践には、全身に対する口腔の位置や口
腔内状態などに関する身体認知力の低さ、歯ブラシ、
歯磨剤などの用具やその使い方、うがいを行う場所
は洗面所であるなどの実施場所や状況、複合的な行
動としてのブラッシング行為を理解する "認知領域
の成熟" が必要になる。知的能力障害では、本領域
が障壁となっている場合が多い。また、コミュニケー

表２　口腔ケア実践における機能の３領域

	内容
認知	・歯ブラシなどの用具と使用法の理解 ・身体認知：全身における口腔の位置関係、歯、舌など口腔解剖 ・清掃部の理解 ・口腔内の上下左右前後などの空間認知困難 ・口腔衛生や清潔に対する認識 ・ブラッシング行動の理解 ・ブラッシング実施場所の理解 ・ブラッシング実施時間の理解 ・模倣能力
運動	・体位・姿勢の確保 ・体幹の安定、粗大運動能 ・口腔周囲筋の運動能 ・手指の巧緻性：器用さ、力のコントロール ・目と手と口の協調性
情意	・ブラッシング行動への意欲 ・集中力 ・こだわり ・新しい出来事への受け入れ状況

ションが困難な場合では、どの程度 "認知" しているかの把握は難しく、実際
のかかわりのなかでの観察、および保護者や介助者との積極的なコミュニケー
ションによって評価する。

（2）運動

　ブラッシング時は、適切に体幹を支えながら上肢を使って歯ブラシを円滑に
動かす。その際、口腔内に水を溜めているために、口からこぼれたり誤嚥しな
いような口腔周囲筋のバランスが重要となる。肢体不自由では、口腔周囲筋機
能の発達のアンバランスさ、良好な体位確保の難しさ、手や腕などの不器用さ
に加え、目と手などの協調運動に円滑さを欠くことがあり、物理的にブラッシ
ングができないだけでなく、体幹の維持困難などでは疲労度が強くなる場合も
ある。

（3）情意

　行動を実施するには、意欲や集中力が重要となる。自閉スペクトラム症や知的
能力障害では、意欲の乏しさ、こだわりや新しい事項を簡単に受容できない場合
もある。

2）口腔ケア実施の困難性

（1）セルフケア指導

　障害児者の歯磨き指導では、個人差が大きく、標準化した画一的なブラッシングスキルを中心とした指導の効果は低いと考えられており、さまざまな実感（体験・体感）を促しながら、各要因別に不足部分を支援する必要がある[4]。たとえば、「歯磨きをしましょう」との声かけに対し、歯ブラシを口元に運べずに磨けない場合がある。この場合は、自身の身体の認知・意識を促す必要があり、視覚的なコミュニケーションの応用や、自閉スペクトラム症では描画によって口腔を意識させるのもよい[6,7]。

　口腔内の歯冠部の歯面を認識できていても、歯ブラシを適切に歯面に接触できないことがある。この場合、運動領域の不足部分を歯ブラシ角度や歯ブラシ圧などの技術支援で補おうとするだけでは、良好な効果を得られないことが多い。歯冠部歯面に歯ブラシが接触しているにもかかわらず、歯頸部に多量のプラークが蓄積している口腔内では、「幅広で密毛の歯ブラシ」などを選択することでプラークを効率的に除去できるようになる（図2）。幅広の歯ブラシを使用することで、歯ブラシ圧のコントロールが困難であっても、力が分散して歯肉に対して適切な圧力となり、清掃時の不快感が軽減され、歯頸部を適切に磨けるようになり、歯肉の改善が図れる[5-7]。また、幅広の歯ブラシは、適切に磨けるブラッシング圧の範囲が広い[8]。歯頸部の認知が困難な場合でも、無意識のうちにブラシの歯面に対する接触面積を広くでき、清掃効率を上げることが可能である。

　このように適切な歯ブラシの選択によって、介助磨きなしでも口腔ケア時の不快感が軽減され、良好な口腔内を維持できるようになる。その結果、周囲からほめられ、本人の自信となり、やる気が生まれ、良好な歯科保健行動変化の動機となり、自立支援を促すことにつながる。

　ただし、力が弱すぎる場合やスーパーテーパード毛の場合は、毛の清掃効率が低くなるため、ある程度の力とブラッシング回数（時間）が必要となる[7]。

（side notes）
視覚的なコミュニケーション
描画

清掃効率

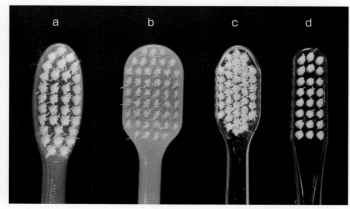

図2　歯ブラシヘッドの大きさとその適応
（写真提供：高柳篤史先生）
a〜c：幅広で密毛の歯ブラシ。丁寧なブラッシングができない場合や、細かな指示をしても歯磨き行動が困難な場合に適している。
d：小型でシンプルな平切りの歯ブラシ。ブラッシングスキルが高く、時間をかけた丁寧なブラッシングができる場合に適している。

（2）介助を必要とする口腔ケア指導

介助が必要な場合、口腔ケアを拒否することがある。言葉によるコミュニケーションが難しい場合には、その理由が不明なことが多く、介助者も拒否の継続によって日常の口腔ケアをあきらめることがある。

拒否する理由はさまざまであるが、歯磨き時の痛みもその一つである。歯ブラシに歯磨剤や口腔保湿剤を塗布しないでブラッシングすると、歯肉が傷つきやすい[6]。障害児者、要介護者では多剤服用や口呼吸などでの口腔乾燥症による粘膜の乾燥があり、介助による歯磨きでは実際の痛みが不明なために強い歯ブラシ圧となり、歯ブラシで粘膜が傷つけられやすい。歯磨剤や口腔保湿剤などの使用、毛先が適切に加工されている歯ブラシの選択などの配慮を行って、痛みを伴わない口腔ケアプランを立てる。言葉でのコミュニケーションが困難であっても、拒否する理由は必ずあるので、口腔機能や疾病ばかりにとらわれずに介助者とともにその理由を探っていく。

③ 口腔ケアの支援システム

口腔ケアは、全身と口腔内の状態を確認後、手順にそって実施する。対象者が望む日常生活における実現、満足できる良好な口腔機能を発揮することを目的の中心としたケア計画とする。機能的口腔ケアについては、第9章で述べられているので、本節では、主に器質的口腔ケアの支援システムについて述べる。

表3　BDR指標

		自立	一部介助	全面介助	介助困難	
B. 歯磨き		a. ほぼ自分で磨く	b. 部分的には自分で磨く（不完全ながら）	c. 自分で磨けない	有	無
		1. 移動して実施する	1. 座位を保つ	1. 座位、半座位をとる		
		2. 寝床で実施する	2. 座位は保てない	2. 半座位もとれない		
D. 義歯着脱		a. 自分で着脱する	b. 外すか入れるかどちらかはする	c. 自分ではまったく着脱しない	有	無
R. うがい		a. ブクブクうがいをする	b. 水は口に含む程度	c. 口に水を含むこともできない	有	無
歯磨き状況	巧緻度	a. 指示通りに歯ブラシが届き、自分で磨ける	b. 歯ブラシが届かない部分がある。歯ブラシの動きが十分とれない	c. 歯ブラシの動きをとることができない。歯ブラシを口にもっていけない	有	無
	自発性	a. 自分から進んで磨く	b. いわれれば自分で磨く	c. 自発性はない	有	無
		a. 毎日磨く	b. ときどき磨く	c. ほとんど磨いていない		
	習慣性	1. 毎日食後	1. 1週1回以上		有	無
		2. 1日1回程度	2. 1週1回以下			

1）全身状態の把握

主たる障害、基礎疾患や合併症を把握する。そのほかに、呼吸状態、窒息・誤嚥の既往、コミュニケーションやこだわり、記憶の継続性の状況などを知る。

「歯を磨く」「うがいをする」などの指示にどのように反応するかについて、機能の3領域（p.128 表2）で評価を行う。また、要介護高齢者などでは、歯磨き（B）、義歯着脱（D）、うがい（R）についての自立度を把握するBDR指標（表3）などを使用して評価することもある。対象者の生活を含めた、生活に基づく全人的なアセスメントを行い、対象者の人生の望みや健康感を探求・理解する必要もある。

2）口腔状態の把握

現在歯、補綴装置の状態や使用状況、歯列、口腔内の清潔状態、舌・口腔粘膜の色調や萎縮などの器質的変化、粘膜の湿潤状態、嚥下機能など口腔機能を把握する。その後、う蝕、歯周疾患、口腔粘膜疾患、顎関節症などの口腔疾患、嚥下・発音などの口腔機能の異常、口臭の有無などについて確認する。必ず同じ場所に食物残渣がある場合は、磨き残しとともに口腔周囲筋の筋力低下などを疑う。筋力低下の場合は、後に述べる機能面のアプローチを積極的に行わなければ、器質的口腔ケアの効果も上がらない。

3）器質的口腔ケアの用具

歯の清掃には、基本的に歯ブラシを使用する。主な歯の清掃用具として、歯ブラシ、部分磨き用ブラシ（シングルタフトブラシ）、デンタルフロス、歯間ブラシ、電動歯ブラシ、吸引ブラシなどとともに、フッ化物配合の歯磨剤がある。

粘膜ケアでは、スポンジブラシ、粘膜ブラシ、くるリーナブラシ、巻綿糸、不織布があり、清拭の際に口腔保湿剤や清拭剤を応用する。

含嗽では、コップ、吸い飲み、シリンジによってうがいまたは水で流すことを行い、ガーグルベースンや膿盆に水を吐き出す。必要があれば、吸引器なども使用する。ヨウ素製剤、クロルヘキシジン製剤、アズレン製剤などの含嗽剤やヒアルロン酸配合などの口腔保湿剤を、必要があれば利用する。

義歯の清掃用具としては、義歯用ブラシ、義歯洗浄剤がある。義歯洗浄剤は金属部分がある場合、腐食しないものを使用する。

介助下で開口状態を維持できない場合は、開口保持器や厚い巻綿糸を使用することもある。

4）実際の口腔ケアの基本手順

口腔ケアの手順は、表4に示すように説明から開始される。

（1）説明と同意

何を行うかの説明と同意は必ず毎回行いながら、押しつけにならないようにする。コミュニケーションが困難な

表4　口腔ケアの手順

1．説明と同意
2．体位の確保
3．準備
4．口腔ケアの実施
1）環境面のアプローチ
2）機能面のアプローチ
3）能力面のアプローチ
4）心理面のアプローチ
5．後始末

場合には、系統的脱感作法、TSD法、カウント法、ボイスコントロール、視覚支援などを応用する。

（2）体位の確保

転倒に十分な注意を払いながら、**安全性、安楽性**、全身状態を考慮して、自立度にあった姿勢を検討する。体位には**立位、座位**、頭部を45〜60°起こした半座位（**ファーラー位**）、頭部を15〜30°起こしたセミファーラー位、体側を下にして横向きにした体位の**側臥位**、仰向けに寝た体位である**仰臥位**がある。介助下で水を使用して行う口腔ケアでは、誤嚥防止のために仰臥位はできるかぎり避ける。側臥位や仰臥位のみしかとれない場合で麻痺を認める際は、頸部や体幹の麻痺側を上方にする。

（3）準備

汚さない工夫をしながら、対象者の気持ちがほぐれるような声かけや場の雰囲気づくりを行う。見通しがつかないと不安な対象者では、準備時間を当日の実施内容を再度説明する時間として利用するのもよい。

（4）口腔ケアの実施

口腔ケア実施に際しては、①環境面、②機能面、③能力面、④心理面の4つに関するアプローチを行う。

①環境面のアプローチ

本人を取り巻く人や物に働きかけて、口腔ケアのための障害を軽減・克服していこうというアプローチである。用具の整備・工夫、部屋の環境や照明、鏡などのハード面と、家族を含めた介助者の協力、介助者・看護者の理解、知識の個人差の除去などのソフト面の両者からアプローチを行う。

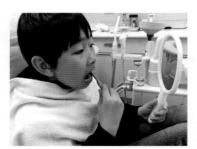

図3　手鏡を持つと姿勢が安定する（承諾を得て掲載）

たとえば、手鏡の整備によって、対象者は鏡を保持し見ようとするので、姿勢がよくなり体幹が安定しやすく、上肢が円滑に動かせる（図3）。歯ブラシの把持力が弱い場合には柄を太くする。太くする材料には市販品もあるが、水道ホースやプラスチックチューブは入手しやすく安価である。歯科治療で使用する常温重合レジンも応用できるが、重たくなる。

このように、対象者の障害や状況において用具の工夫は必要だが、誤った工夫や使用法によって、歯の破折、用具の破損や誤飲などの事故の原因、上肢の正常な発達の妨げになる場合もあるので、用具の特性などを理解して使用しなければならない。言葉などによる歯磨き行動の認知が困難な場合には、絵カード、写真などの視覚的支援を行うことなども本アプローチといえる。

TSD法・カウント法
→ p.116「（1）系統的脱感作法」参照。

安全性
安楽性
立位
座位
ファーラー位
セミファーラー位
側臥位
仰臥位

環境面
機能面
能力面
心理面
環境面のアプローチ

②機能面のアプローチ

機能面のアプローチとは、動きが悪い器官に直接働きかけ、機能を維持・向上していこうとするアプローチである。口腔周囲筋に対する具体的内容は、摂食嚥下リハビリテーションの間接訓練と同様な場合が多い。肢体不自由のような運動障害がなくても、手の発達状態などによっては適切な歯ブラシの把持ができないこともある。その際、効率的な歯磨きができるように、環境面のアプローチとともに、それらの用具の使用に対して機能的なアプローチを行っていく。

③能力面のアプローチ

能力面のアプローチは、機能が落ちた器官の機能を代償する能力を養うアプローチで、利き手の麻痺による利き手交換などである。

④心理面のアプローチ

心理面のアプローチとは、相手に共感し、相手の気持ちになって耳を傾けることで、口腔ケア時に最重要といえる。本アプローチは、患者の情意部分に重要な影響があり、画一的なアプローチではなく、対象者や介助者の観察などを十分に行い、対象者の健康感などに考慮しながら、実施目標を実現可能なものにするなどして、重荷にならないアプローチを検討する。そうすることによって信頼関係が構築されるとともに、達成感が得られる指導となり、やる気や集中力を引き出せる。

（5）後始末

用具は、風通しのよい所に置き、汚れを除去した後に、他者の物と接触しないようにして乾燥させる。一般に歯ブラシは薬剤による消毒は必要ない[6]。

言葉のコミュニケーションが可能な場合には、当日に行った内容の復習を行うことも、習得状況を理解することに有効である。

（遠藤眞美）

機能面のアプローチ

間接訓練
→ p.159「（1）間接訓練」参照。

能力面のアプローチ

心理面のアプローチ

文献

1）山中克己：口腔ケアの定義．鈴木俊夫 編：口腔ケア実践マニュアル，13-17．日総研出版．1994.
2）遠藤眞美：歯周疾患．森戸光彦 他 編：歯科衛生士講座 高齢者歯科学（第3版），69-74．永末書店．2020.
3）東京都立心身障害者口腔保健センター：障害者歯科医療ハンドブック，102．東京都歯科医師会．2003.
4）遠藤眞美，高柳篤史 編：患者さんに実感（体験・体感）してもらおう．モチベーションを上げる15のアドバイス：なんで磨いてくれないの？．別冊歯科衛生士．28-37，62-67．クインテッセンス出版．2009.
5）高柳篤史：歯ブラシを科学する 歯ブラシの形態と物理的特性，日本歯科医師会雑誌，70，469-477，2017.
6）高柳篤史 編：セルフケア指導 脱！誤解と思い込み，202．クインテッセンス出版．2021.
7）三枝優子，遠藤眞美，地主知世，白田翔平，山岸 敦，高柳篤史，野本たかと：障害児者に適した歯ブラシ選択のための基礎的研究 - 第3報：幅広植毛歯ブラシの平面モデルにおける清掃性の評価 -．障歯誌 42（2）；160-169．2021.
8）地主知世，遠藤眞美，白田翔平，山岸 敦，高柳篤史，野本たかと：障害児者に適した歯ブラシ選択のための基礎的研究 - 第4報：幅広植毛歯ブラシの追従性と荷重 -．障歯誌 42；235-242．2021.
9）宮内知美，遠藤眞美，竹蓋道子，井樋加奈子，松本京子，妻鹿純一：自閉症患者における口腔清掃指導時の工夫：描画絵を使用して．障歯誌 31（3）；666．2010.

2 障害者へのブラッシング指導

おぼえよう

①各人の障害特性を理解し、ブラッシング行動を分析し、指導目標を細分化して苦手な部分を補うように指導する。

②ブラッシング行動を獲得するためには認知・運動・情意の"機能の３領域"に配慮し、適切な歯科保健行動を習得し、生活に定着できるよう支援が必要である。

③生活環境やライフステージに応じた支援の方法を立案し、障害児者本人への支援だけでなく、必要に応じて介助者の協力を求める。

　ブラッシングの指導計画には、各障害特性（第４章参照）を意識した対象者のブラッシングスキルの把握が重要となる。ブラッシングスキルの確認には、日常のブラッシング行動について保護者や介助者から聞き取りを行うとともに、何も指示せずにブラッシングをしたときの対象者の行動を観察する。その際、対象者のブラッシング行動に関する認知・運動・情意の"機能の３領域"の状態把握によって指導目標が明確化され、適切な学習課題と必要な用具選択や周囲の援助といった環境整備を可能とする。このプロセスは、すべての患者に重要である。

機能の３領域
→ p.128「1）器質的口腔ケアにおける機能の３領域」参照。

1 知的能力障害者のブラッシング

1）ブラッシングの特徴

　知的能力障害児者は認知機能の偏りなどのために、ブラッシングに関する"機能の３領域"の認知領域および情意領域に課題を認めることに加え、口腔の感覚、手指の運動機能や巧緻性の発達にも遅れがみられる場合がある。

　そのため、画一的なブラッシング指導では効果があがりにくい。仕上げ磨きも含めた保護者や介助者への指導も必要であるが、対象者本人のできることを引き出せる環境を整備し、成功体験を積み重ねることが最も重要である。

知的能力障害者
→ p.28「2 知的能力障害と口腔の特徴」参照。

2）ブラッシング指導の実際

（1）模倣（モデリング）・対面磨き

　空間認知や模倣能力が備わっていれば、模倣（モデリング）や対面磨きは効果的な支援方法の一つである。加えて、声かけをしたり、手添え磨きが未発達な口腔機能の感覚に刺激を与える場合もある。これらの指導内容は家庭でも実践しやすいため、保護者や介助者に負担をかけることなく支援が可能となる。

模倣（モデリング）
空間認知

対面磨き時には、歯ブラシの持ち手に左右の違いが出てしまい、混乱が生じる場合もあるため、指導者が本人の鏡になるように利き手を交換することがポイントとなる（**図1**）。

（2）空間認知が困難な場合

空間認知が困難な場合、「前・後」や「手前・奥」などの理解は容易ではない。そのために臼歯部などが磨けない場合もある。その場合の工夫の一つとして、歯ブラシの柄に印をつけて（**図2**）印が見えなくなるまで口腔内に挿入するよう指導することで、最後臼歯部まで歯ブラシを到達させることが可能になる。

（3）染色による方法

一般に行われる歯垢染色剤を用いてプラークを染め出し、「きれい」「汚い」といった概念の理解を促す方法がある。しかし、染色剤の色がついていないと汚れていないと認識したり、色を取ることだけに集中して日常のブラッシング定着につながらない場合もあるので注意を要する。

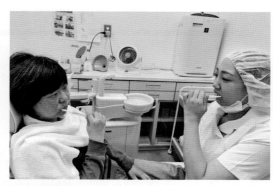

図1　対面磨き
視線をあわせながら、左右の違いに戸惑わないように、指導者が利き手交換などの工夫をする。（承諾を得て掲載）

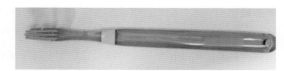

図2　歯ブラシの柄に印をつける

（4）歯ブラシの選択、歯磨剤の使用

口腔解剖に関して低い認知力に加えて、手の巧緻性に問題があると適切に歯ブラシを歯面に接触できないことが多い。そのような場合、ヘッドが大きめの歯ブラシを用いることで清掃面に歯ブラシが接触しやすくなり、清掃状態の改善に有効である[1,2]。

> **歯ブラシヘッドの大きさとその適応**
> → p.129 図2参照。

①ブラッシング力が強い場合

大きなヘッドの歯ブラシでは毛先にかかるブラッシング力が分散されるため、強すぎるブラッシング力によって生じる痛みや歯肉の擦過傷などを予防できる可能性がある[1-3]。また、歯磨剤を使用しないと歯肉に擦過傷が生じやすい。特に粘度の高い歯磨剤の使用によって、歯肉の損傷を低減することが期待できる。痛みはブラッシング拒否の原因の一つであり、日常のブラッシングの継続には重要な工夫といえる。歯磨剤の使用量については、通常の使用量[4]を意識するとともに、飲み込んでしまう場合は飲み込まないような声かけや飲み込み量を考えた使用量の検討が必要となる。

②ブラッシング力が弱い場合

適切な力で手添えを行いながら、適切と思われる力で磨いたときのシャカシャカという音やブラッシング時に感じる歯面や歯肉の感覚を目安に磨くように促す。また、しっかりと把持できるように歯ブラシの柄を太くしたり、オフセットの柄（**図3**）を選択して歯に対しての圧を高める方法もある[1,3]。

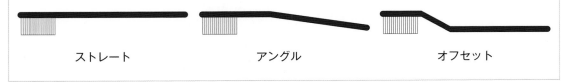

図3　歯ブラシの柄の形

ストレート　　　　　　　アングル　　　　　　　オフセット

（5）興味や嗜好にあわせた方法

　意欲や集中力を高めるためには、本人の興味や嗜好を参考に指導・支援方法を検討する。たとえば、シール貼りが好きな患者には歯磨きカレンダーを用意し、ブラッシングを行った日にトークンエコノミー法のトークンのようにカレンダーの台紙にシールを貼り、次回の来院時に持参するように伝える。持参した台紙にシールが貼られていることを確認後、努力してブラッシングを行ってきたことを必ず褒め、モチベーションアップにつなげる（**図4**）。

　ほかにも、塗り絵が好きで鏡の理解が可能な場合には、歯垢染色後に自分の歯を見ながら顎模型にホワイトボード用の水性赤ペンで色を塗りながら汚れている部分をともに確認し、その後、顎模型の赤色を歯ブラシで落としながら効果的なブラッシング方法を指導する。この過程を楽しんでもらいながらブラッシングへの興味へとつなげる（**図5**）。この課題は鏡による理解といった空間認知力を要するために少し難しいが、何度も繰り返すことで、同時に目と手と口の協調性にもつながる。

トークンエコノミー法

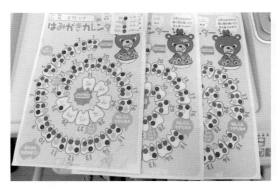
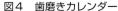

図4　歯磨きカレンダー

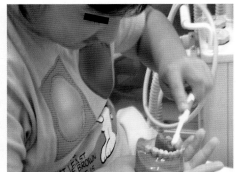

図5　模型につけた赤いインクを取る

② 自閉スペクトラム症者のブラッシング

1）ブラッシングの特徴

　自閉スペクトラム症者は、言葉の理解の難しさ、特定の事象に対するこだわりや特定の音や触覚などの感覚刺激に対する苦痛などの異常反応を示すという特性がある。したがって、ブラッシングに関する機能の3領域では、認知および情意領域に課題を認めることが多い。これらに配慮しながら、その点をむしろ強みにブラッシング指導に応用すると効果的となりやすい。

自閉スペクトラム症

→ p.54「（1）自閉スペクトラム症／自閉症スペクトラム障害（ASD）」参照。

２）ブラッシング指導の実際

（１）視覚認知の応用

構造化と視覚支援
→ p．118参照。

　「歯磨きをしましょう」と言葉で伝えても伝わりにくい場合や、ブラッシング行動を用意から片付けまでの一連の事象として捉えるのが苦手な場合もある。また、自身でのブラッシング行動自体は可能でも、指導当日の見通しがつけられないために強い不安を抱いて指導が円滑に進まないこともある。そのような場合、絵や絵カード、写真、模型などを用いて視覚的に情報を整理しながらコミュニケーションを行って指導をしていく。

　自身で描画することを好むことも多く、似顔絵や口腔内の描画などを行うことで、対象者が考えている全身に対する口腔の位置や口腔解剖の理解といった身体認知力を把握できる[5]（図６）。その際、手鏡などを使用しながら指導者がともに描画する過程を共有することで、対象者に身体認知を含む空間認知、清潔観念の理解や口腔解剖などの学習を促すことができる。

視覚優位

　一方で、視覚優位なために、たとえば歯垢染色剤に染まった歯面や歯垢の顕微鏡画像を見ると、通常よりも強い恐怖心を抱き記憶に強く残ることがあるので注意を要する。

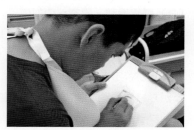

図6a　描画による口腔解剖の理解

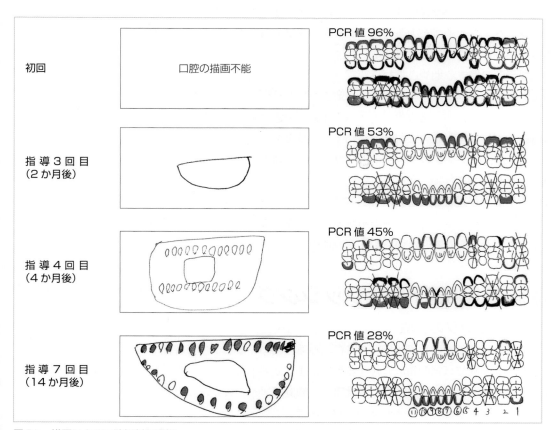

		PCR値96%
初回	口腔の描画不能	
指導３回目（２か月後）		PCR値53%
指導４回目（４か月後）		PCR値45%
指導７回目（14か月後）		PCR値28%

図6b　描画による口腔解剖の理解

このように興味のある内容を応用して理解を円滑に促すことは、認知領域の理解を高めるだけでなく、モチベーション向上など情意領域への効果も期待できる。

（2）パターン化による方法

低いモチベーションに加え、こだわりや新しいことに対する拒否が強い特性によってブラッシングが日常に定着しない場合がある。興味や得意とすることを応用しながら日常生活のスケジュールにパターン化、ルーティン化した事柄として事前に提示することで遂行が可能となる場合がある。特に低年齢からのパターン化は日常生活の習慣化にとっては効果的であるが、一度、パターン化すると変更することが困難なこともあるので注意を要する。

（3）感覚過敏・異常への対応

接触刺激に対する感覚過敏によって介助磨きや仕上げ磨きを拒否する場合や、味覚過敏や嗅覚過敏によって歯磨剤を使用できない場合がある。どのような感覚が苦手かを確認し、拒否に至らないように配慮しながら徐々に脱感作しながら感覚刺激を強めていく。他の感覚異常も以下に示す。

①ブラッシング力が強い場合

ブラッシング時の力が強すぎると歯ブラシの毛が歯肉に強く触れたり、摩擦するために歯肉の擦過傷や痛みの原因になる。知的能力障害と同様に、歯ブラシのヘッドサイズが大きい歯ブラシへの変更や歯磨剤の使用量の増加によって痛みを防ぐ方法を検討する。

②歯ブラシの磨き心地やこだわり

毛が太くたわみにくい歯ブラシは、磨き心地が硬い印象になり拒否を示すことがあるので、細い毛の歯ブラシへの変更も考慮する。ただし、その場合は清掃効率が低下するので、時間を長く（回数を多く）することが求められる[2]。また、歯ブラシの大きさや色へのこだわりによって歯ブラシの交換が難しい場合もある。

③味覚や嗅覚が過敏な場合

味覚や嗅覚が過敏な場合は歯磨剤が使用できないこともあるので、好みの味やにおいなどを判断しながら少しずつ進めていく。

③ 脳性麻痺者のブラッシング

1）ブラッシングの特徴

脳性麻痺は、筋の緊張や原始反射の残存、不随意運動、などが主な特性であり、機能の3領域では運動領域に対する配慮が特に必要となる。

また、知的能力障害や言語障害、視覚障害、聴覚障害やてんかんなどのさまざまな障害を合併していることが多いため、円滑にコミュニケーションがとれるよう、事前に家族や介助者からの情報を得て、参考にした対応が大切になる。

脳性麻痺
→ p.38「1 脳性麻痺」参照。

原始反射

磨けない部分の指摘ばかりするのではなく、本人の歯磨き意欲を尊重し、できる範囲を広げていくような支援を心がける。

2）ブラッシング指導の実際

姿勢の安定、腕・手首・手指の巧緻性、歯ブラシの把持および動作、ブラッシング時の力のコントロールなどの運動領域と口腔内状態を適切にアセスメントしながら指導する。治療時には、接触刺激に対する過敏やミラーなどが臼歯部に触れることによって生じる咬反射にも注意する。

姿勢の安定

咬反射

（1）姿勢の安定

姿勢の安定が特に重要である。実際のブラッシングを行う場所を想定しながら、対象者にとって過度の緊張とならない姿勢を見つけていく。車椅子など座位で磨く場合、ブラッシング時に使用する車椅子で来院してもらったうえで、適切な姿勢になるように身体と椅子との隙間にタオルやクッションを設置したり、歯科ユニットに移動してユニット付属のベルトや姿勢緊張調整パターン（ボバースの反射抑制姿勢）の応用を体験することで、生活場面で安定したリラックスできる姿勢を検討して再現できるように支援を行う。頸部は、顎が上がりすぎないように配慮する。

姿勢緊張調整パターン（ボバースの反射抑制姿勢）

（2）腕・手首・手指の巧緻性への配慮

手首の関節や手指の巧緻性が低く、歯ブラシの把持が難しい場合は、歯ブラシの柄を太く改良することで握りやすくなる。歯面に歯ブラシの毛先を当てることが可能であっても、適切に歯ブラシを動かすことができない場合、電動歯ブラシの選択が有効なこともある。しかし、スイッチの切り替えには細かい作業が必要で、動いている状態の重いブラシを把持しながらブラッシングを行うことは決して容易ではない。

巧緻性

うがいの際は、誤嚥防止のためにコップのふちがカットされているカットコップの使用もよい。

3）介助磨きへの指導

本人だけで難しい場合は、家族や介助者の協力も検討し、介助磨きの指導にあたる。誤嚥をしないよう安定した姿勢で行うことが大切である。座位保持椅子やバギーは、姿勢が安定するだけでなく、顎が後屈しすぎずに口腔内を直視できるようになるために介助者も安心できる。小児の場合は抱き上げて磨く場合もあるが、姿勢が不安定になりやすいので注意を要する。

誤嚥

強い緊張から開口保持が困難な場合はガーゼを巻いた割り箸（巻綿糸）を用いる。開口を促し、開口したら割り箸を咬ませて磨くとよい。咬反射や無理な開口による過度の緊張となった場合は、歯ブラシを咬みしめすぎて磨けないだけでなく、歯の脱臼や軟組織の損傷につながるので注意を要する。

開口方法
→ p.77「（2）開口方法」参照。

開口保持
→ p.122「2）開口保持に用いる器具」参照。

④ 視覚障害者のブラッシング

視覚障害
→ p.44 「1）視覚障害」参照。

1）ブラッシングの特徴

　視覚障害者の見え方はさまざまなので、どの程度、どのように見えるかを事前に確認する。また、視覚障害者は聴覚、触覚、味覚などの他の感覚を活用して周囲の状況を判断していることが多いので、どの感覚が最も理解しやすいか本人や家族から情報を収集して指導を進める。特に、聴覚を集中させて情報を理解することが多く、不必要な音を出さないよう注意する。

2）ブラッシング指導の実際

　聴覚や触覚を活用することで効果が得やすい場合が多い。指導時は正面から丁寧にはっきりとした言葉で、これから行うことを細かく説明することによって、対象者に不安を与えずに進めることができる。場合によっては立体模型や顎模型などを実際に触りながら触覚を利用して口腔解剖などの理解を促し指導にあたる（図7）。

　ときには、本人の指で実際に口腔内を触れてもらうことで理解が円滑に進む場合もある。また、手添えをしながら磨き足りない箇所を一緒にブラッシングすることが効果的な場合もある。

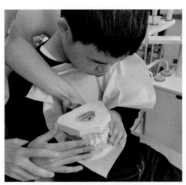

図7　模型を触って口腔内を理解

⑤ 認知症のブラッシング

認知症
→ p.52「3　認知症」参照。

1）ブラッシングの特徴

　認知機能のみが障害されると考えられることが多いが、実際は脳の障害でありブラッシングにおける認知、運動、情意の全領域に配慮が求められる。また、その状況は経時的に変化するため、適切な全身状態のアセスメントが重要になる。アルツハイマー型認知症、血管性認知症、レビー小体型認知症、前頭側頭型認知症が比較的多く出会う認知症であるが、原因によって症状や対応が異なるので各特性の理解が重要となる。

2）ブラッシング指導の実際

（1）安心を与える環境づくり

　認知や情意領域は、周りの環境に左右されやすい。安心感を与える雰囲気づくりおよび相手の気持ちになって寄り添う態度が最も大切となる。なじみの人、場所、用具の使用を促すことでブラッシングができる場合がある。また、用具や手順を簡単にわかりやすくするための視覚支援を応用した提示や、最初の行動を手添えすることで本人の自発的な行動につながる場合もあり、介助を受け入れやすくなる場合もある。

認知症が進行するとブラッシングに対する意欲低下、回数減少となりやすく、家族や介助者への協力が必要になる。

（2）日常生活でのルーティン化

時間の理解が困難な場合、食後や就寝前など決まった時間にブラッシングを組み入れることで習慣づけられる場合もある。

（3）感覚変化への対応

認知症進行に本人および周囲の介助者が気づいていない場合、長期間にわたりブラッシングが行われずに放置されている場合がある。口腔内の不潔によって炎症が生じてブラッシング時に痛みが生じるだけでなく、過敏になることでブラッシングの拒否につながる可能性もある。その場合は、脱感作を行うと同時に、痛みを伴わない幅広ヘッドや複合段差植毛などの歯ブラシに用具を変更することで、ブラッシング力を分散して、ブラッシング時の痛みを軽減できることがあるので、用具の選択や、適切な歯磨剤の使用なども重要になる。

（宮内知美）

文献
1）高柳篤史：歯ブラシを科学する　歯ブラシの形態と物理的特性：日本歯科医師会雑誌 70：469-477．2017.
2）三枝優子 他：障害児者に適した歯ブラシ選択のための基礎的研究 - 第 3 報；幅広植毛歯ブラシの平面モデルにおける清掃性の評価障歯誌 42（2），160-169．2021.
3）高柳篤史：歯ブラシの機能と選択　歯科学報 106（2），63-67．2006.
4）高柳篤史 編：セルフケア指導　脱！誤解と思い込み．クインテッセンス出版．2021.
5）宮内知美 他：自閉症者に対する口腔清掃指導における描画の応用；障歯誌 35：165-172．2014.

3 | 障害者の健康支援と継続管理

おぼえよう

①知的能力障害者、身体障害者、精神障害者・神経発達症（発達障害）者の特徴を理解し、口腔保健指導を行うことが必要である。

②障害者の健康支援を行うためには、口腔保健管理を継続的に行うことが必要である。

1 障害別の管理の要点

障害者の歯・口腔を正常に発育させるためには、歯科疾患の予防、日常生活における口腔の健康を維持・増進させることを目的に、口腔衛生管理を行う必要がある。そのためには、障害の種類による特徴の理解や、対象者の精神的・身体的発達を把握したうえで対応方法を考え、口腔保健指導を行い管理してい

口腔衛生管理

くことが必要である。しかし、障害者の場合、指導効果が得られにくい場合が多く、そのときは、指導という観点から支援を行うという考えで健康支援を行うことが望ましい。健康支援については、本人に対する支援はもちろんであるが、対象者を取り巻く環境や介助者に対する支援も必要であるということを理解しておく必要がある。

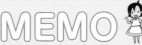

療育手帳とは

1973（昭和48）年に厚生省（現厚生労働省）が出した通知「療育制度について」に基づいて、各都道府県が知的能力障害児者に対し、各種サービスを受けるために交付している手帳である。また、知的障害者福祉法に療育手帳の記載はなく、各都道府県が手帳の等級（A：重度、B：その他）について判定しているため、各都道府県によって判定基準が違うことがある。等級はA,Bの2種類だけであるが、多くの自治体ではおおむね3～4段階の等級と基準で判断されている（表1）。

表1　知的水準による分類

基準	療育手帳	IQ
軽度	B2	おおむね51～70
中度	B1	おおむね36～50
重度	A2	おおむね21～35
最重度	A1	おおむね20以下

1）知的能力障害

知能に遅れがあるために、意思の疎通が図れない場合もある[1]。また、健康や清潔に関する認識も少なく概念をもてない。さらに、精神発達などについて、療育手帳や発達検査などで把握したうえでの対応が必要である[2]。小児期より繰り返し教育を行い、体験させることで一つの行動を獲得できる場合もあるため、一つの行動を習慣化により行動獲得させるか、支援により行動獲得させるかについて、発達に応じた対応や管理が必要である。

2）身体障害

身体障害は、先天的、あるいは中途障害により身体の機能に障害があり、身体障害者福祉法によると、視覚障害、聴覚・平衡機能障害、音声言語障害（咀嚼障害を含む）、肢体不自由、内部障害（心臓、腎臓、呼吸器、膀胱、大腸、小腸、免疫）の5種類に分類される。これらの障害のなかで特に多いのが肢体不自由といわれているが、どの障害に対しても障害の状態を把握（筋緊張の程度や合併症、全身状態の評価等）し、個々の支援が必要である。

また、障害によっては、本人との意思疎通がとれない場合やコミュニケーションがとれない場合がある。さらに、中途障害の場合は障害の受容がなかなかで

きない場合がある。まずは信頼関係を築き、そのうえで健康支援について考えるなど、対象者を取り巻く環境の人たち（保護者や介助者）に年齢や機能に応じた対応や管理、行動管理を行うような支援方法を指導することが必要である。

3）精神障害・神経発達症

　精神障害は、いろいろな精神疾患が原因となって起こる障害である。統合失調症、うつ病、認知症、心身症などがこれにあたる。これらの対象者は、清潔への関心の低下や歯磨き意欲の低下がみられ、う蝕や歯周疾患の多発が問題となる場合が多い[3]。さらに、薬物服用の副作用により口腔衛生状態が悪くなり、口腔乾燥症になる場合もある。また、妄想的な訴えが歯科治療と関連づけされることもあるため、まずは対象者の話を傾聴することが重要である。そして各種検査等から診断がつけば、その対応方法を検討し、ゆっくりとしたペースで対応していくことが望ましい。

　神経発達症（神経発達障害）は、自閉スペクトラム症、限局性学習症、注意欠如・多動症などが挙げられる。特に、自閉スペクトラム症は、対人関係やコミュニケーション障害があり、対応方法が困難なことが多い[4]。限局性学習症は、基本的には全般的な知的発達に遅れはないが、聞く、話す、読む、書く、計算するなどの特定のものの習得と使用に著しい困難を示す場合がある。注意欠如・多動症は注意力散漫であるため、指導や支援に対してしっかりと話を聞くことができない場合がある[5]。

　これらの障害については、Tell-Show-Do（TSD法）やTEACCHプログラムを参考にした視覚支援、モデリング、目標となる行動をスモールステップに分けて、簡単なものから教育・学習していくシェイピング法等の行動調整法を用い対応することが望ましい。

（筒井　睦）

文献
1）日本障害者歯科学会 編：スペシャルニーズ デンティストリー 障害者歯科，39-42，医歯薬出版．2009.
2）森崎市治郎，緒方克也，向井美惠：障害者歯科ガイドブック，66-68，医歯薬出版．1999.
3）日本障害者歯科学会 編：スペシャルニーズ デンティストリー 障害者歯科，119-120，医歯薬出版．2009.
4）日本障害者歯科学会 編：スペシャルニーズ デンティストリー 障害者歯科，42-46，医歯薬出版．2009.
5）佐々木正美，宮原一郎：自閉症児のための絵で見る構造化（TEACCH ビジュアル図鑑）．学研教育出版，2004.

❷ 障害者歯科と歯科衛生過程

　歯科衛生士が、科学的な根拠を基に論理的に歯科衛生業務を展開する方法として歯科衛生過程[1]がある。対象者から得られた情報から、歯科衛生上の問題を明らかにして、歯科衛生診断を行い、それらを論理的に解決するために歯科衛生計画を立案し、実施する。さらに、そのプロセスと結果を評価するといった過程である。

　歯科衛生過程は、「歯科衛生アセスメント」「歯科衛生診断」「歯科衛生計画立案」「歯科衛生介入」「歯科衛生評価」という5つの段階と記録から成り立っている（図1）。歯科衛生士の基盤となる考え方をベースに思考プロセスを効率的に展開することで、臨床現場で具体的な実践が可能となり、質の高いケアを継続して提供できる。

歯科衛生過程

歯科衛生アセスメント
歯科衛生診断
歯科衛生計画立案
歯科衛生介入
歯科衛生評価
記録

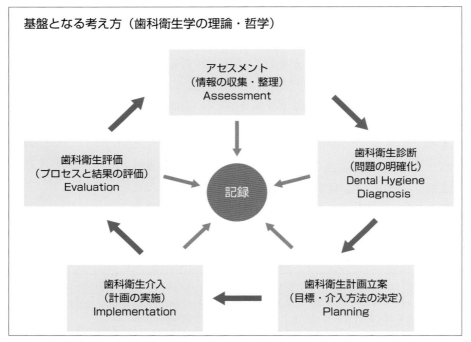

図1　歯科衛生過程の5つの構成要素
（下野正基 監修, 佐藤陽子, 齋藤 淳 編著：歯科衛生ケアプロセス, 2, 医歯薬出版. 2007. 一部改変）

歯科衛生過程

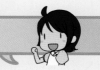

事例　知的能力障害

対象者：28歳、男性。知的能力障害

主訴：口臭、歯肉からの出血

現病歴：2年前は、かかりつけ歯科医院にて1か月に1回の定期健診を受けていたが、その後、う蝕がみつかり、歯科治療を行った際に無理やり抑えて処置（抜歯）したため、通院を嫌がるようになり定期健診をやめてしまった。歯磨きは自分で行うものの、同じ部位ばかり磨くため、保護者による仕上げ磨きが必要であった（歯磨き習慣あり1日3回）。1か月前より、対象者自身が口の中に指を入れ歯肉を触るようになった。さらに、保護者の歯磨き介助時に歯肉より出血があり、口臭が気になり始めたので、対象者は通院を嫌がったが歯科医院を受診した。

既往歴：てんかん

家族歴：特記すべき事項はなし。

全身所見：服用薬あり、精神発達は4歳2か月程度（乳幼児精神発達診断法）、社会生活能力は4歳8か月程度（S-M社会能力検査）、ぶくぶくうがいはできる、発語あり。

現症：7＋57　　全歯：プロービングポケットデプス2mm以下、出血なし、
　　　7＋5　　　　　　動揺度0、歯石沈着なし
　　　6 7　　プロービングポケットデプス3mm、頰側に歯石沈着あり、出血あり（発赤・腫脹）

情報収集

〈主観的情報（S）〉

主訴：口臭、歯肉からの出血

現病歴：1か月前より、口腔内に指を入れ歯肉を触るようになった。歯磨き時に歯肉からの出血があるうえに、口臭もある。

歯科的既往歴：抜歯の経験あり。

医科的既往歴：てんかん

服薬：あり

生活習慣：歯磨き習慣はあるものの同じ部位ばかり磨く。

心理・社会・行動面：歯科処置（抜歯）を無理やり抑えて行ったために、通院を嫌がるようになり、定期健診をやめてしまった。発語はあるものの会話はなし。

〈客観的情報（O）〉

現症：7＋57　　プロービングポケットデプス2mm以下、出血なし、動揺度0、歯石沈着なし、
　　　7＋5　　　　PCR値75％
　　　6 7　　プロービングポケットデプス3mm、頰側に歯石沈着あり、歯肉に発赤・腫脹あり、出血あり、摩耗あり

診断名：$\overline{6}$ $\overline{7}$　　　歯肉炎、C0

　対象者から得た情報を、ヒューマンニーズ概念モデル[3] を用いて、歯科衛生アセスメント（情報の整理）を行う（**表2**）。次に、歯科衛生アセスメントから得られた歯科衛生上の問題を明確化し、その問題について歯科衛生診断をする（**表3**）。

　この事例に対する分析・解釈として、精神発達年齢が4歳2か月ということで、歯科治療や歯磨き指導はできる可能性があると考えられた。しかし、清潔に関する概念の理解には少し無理があると考えられる[4]。社会生活能力が4歳8か月で、歯磨きの習慣化はできているものの、下顎左側大臼歯部に歯石沈着や歯肉に発赤・腫脹が認められるほか、同じ部位ばかり磨くために摩耗が認められるなど、不適切な歯磨きに対する改善が必要と考えられる。

　また、過去の歯科治療体験による恐怖や不安感があると思われる。さらに、保護者による仕上げ磨きや歯周組織の炎症に対する知識不足が考えられたため、歯科衛生診断は、①不適切な歯磨きに関連した歯肉の炎症、出血、口臭、要観察歯と歯科医院に対する不安、②保護者の介助歯磨き（仕上げ磨き）や歯周組織の炎症に関連した知識不足とした。そして、歯科衛生診断の項目ごとに長期目標および短期目標を立て、歯科衛生計画立案（**表4**、**表5**）を行い、歯科衛生介入（実施）したあと、そのことについて歯科衛生評価を行う（**表6**）。観察（O-P）して得られた情報は必ず記録し、書面化することも重要である。

　このように、歯科衛生過程を用いて歯科衛生業務を展開することで継続管理を行うことができる。

MEMO

情報収集項目

1）主観的情報（Subjective data：S データ）
・医療面接や健康調査票によって収集した既往歴、自覚症状、健康に対する理解度や価値観

①主訴	⑥栄養状態（食生活を含む）
②現病歴	⑦生活習慣
③歯科的既往歴	⑧心理・社会・行動面
④医科的既往歴	⑨家族歴
⑤服薬	⑩その他

2）客観的情報（Objective data：O データ）
・観察や検査によって収集したブラッシングのテクニックやプロービング値

①バイタルサイン	⑦口腔機能の検査
②口腔内写真	⑧エックス線検査
③口腔内外の観察	⑨唾液検査
④歯・歯列・咬合の観察	⑩臨床検査（血液・尿など）
⑤歯周組織の検査	⑪その他
⑥口腔衛生状態の検査	

表2　歯科衛生アセスメント（情報の整理）

歯科衛生ニーズ		対象者の全身的な健康状態と口腔の関連	
		アセスメント（情報収集内容）	対象者の情報 （S・Oがわかるように記入）
①健康上のリスクに対する防御 （身体の健康状態）	S	□さまざまなリスクへの不安の訴え □対人関係不適応	
	O	☑先天的障害　　　□中途障害 ☑全身疾患（合併症）□口腔の外傷リスク ☑内服薬の必要性　□バイタルサイン □アレルギー　　　□その他	知的能力障害と診断されている てんかんあり　抗てんかん薬服用
②不安やストレスからの解放 （介入への不安）	S・O	＊〜への不安／恐怖の訴え □感染リスク　　　☑治療 □守秘性　　　　　□歯科衛生ケア □疾患伝染　　　　□その他	過去の歯科治療時による不安
③顔や口腔に関する全体的なイメージ （審美的不満）	S・O	＊〜の不満の訴え □歯　　　　　　　☑口臭 ☑歯肉　　　　　　□顔貌　　　　□その他	口臭あり
④生物学的に安定した歯・歯列 （硬組織の健康状態）	S	□咀嚼困難の訴え	
	O	☑疾病の徴候の歯　□喪失歯 □動揺　　　　　　□不適合修復 □不適合補綴装置　☑摩耗／咬耗 □侵蝕　　　　　　□その他	CO脱灰 同じ部位ばかり磨いている
⑤頭頸部における皮膚と粘膜の完全性 （軟組織の健康状態）	S	□口腔内外の圧痛の訴え	
	O	□腔内外の病変　　□口腔乾燥 □腔内外の腫脹　　□触診時圧痛 □栄養欠乏の口腔症状□その他 □歯肉歯槽粘膜の病変／逸脱	歯肉を手でよく触っている 歯肉より出血、発赤、腫脹
⑥頭頸部の疼痛からの解放 （疼痛や不快感）	S・O	□疼痛　　　□不快感 □過敏　　　□触診時圧痛 □その他	
⑦概念化と理解 （口腔健康管理の知識）	S	□歯科衛生ケアに対する質問がある　□発語・会話あり □歯科疾患について質問がある　　　□その他	
	O	□問題行動（自傷行為等）　□その他 □知的能力障害	
⑧口腔の健康に関する責任 （口腔健康行動）	S	□不適切な口腔衛生習慣 □過去2年内歯未受診　□その他	
	O	☑プラーク付着　　　☑介助不足 ☑歯石沈着　　　　　□その他	介助歯磨き、6⏠7頰側に歯石沈着、PCR値75%

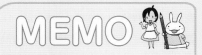

歯科衛生過程（歯科衛生ケアプロセス：dental hygiene process of care）[2]

アメリカで理論構築された、歯科衛生臨床・教育の骨格をなす概念である。歯科衛生過程とは、対象者の情報収集・処理（歯科衛生アセスメント）を行うことで、対象者の問題を明確化（歯科衛生診断）し、科学的・論理的に意思決定（歯科衛生計画立案）を行い、問題を解決（実施・介入）していくもので、対象者のニーズに応じた、根拠に基づいたケアを行い評価するという一連の行動である。つまり、対象者の自己実現に向けて歯科衛生ケアを提供するための思考過程である。なお、歯科衛生ケア（dental hygiene care）とは、歯科衛生士が行うすべての予防的、治療的業務のことである。

表3　歯科衛生アセスメント・歯科衛生診断

| 歯科衛生ニーズ | アセスメント | | | 歯科衛生診断 | 種別 |
	情報（S）	情報（O）	解釈・分析（原因／問題）	歯科衛生診断文	実在型 リスク型 ヘルスプロモーション型
①健康上のリスクに対する防御	服用薬あり（抗てんかん薬）	知的能力障害てんかんあり	知的能力障害合併症あり		
②不安やストレスからの解放	通院を嫌がる		過去の不快な歯科治療の経験により、歯科医院に対して不安がある	過去の不快な歯科治療経験（E: 原因句）に関連した歯科受診への不安（P: 診断句）	実在型
③顔や口腔に関する全体的なイメージ	口臭が気になる		不適切な歯磨きによる歯石沈着やプラークの付着があり、口臭が強くなっている可能性がある	不適切な歯磨きに関連した口臭の発生	実在型
④生物学的に安定した歯・歯列	同じ部位ばかり磨く	摩耗あり	同じ部位ばかり磨くことにより、歯が摩耗している状態	不適切な歯磨きに関連した歯の摩耗	実在型
⑤頭頸部における皮膚と粘膜の完全性		歯肉に発赤・腫脹あり歯肉より出血あり	本人や保護者による不適切な歯磨きにより、歯肉に炎症が起きている	不適切な歯磨きに関連した歯肉の炎症	実在型
⑧口腔の健康に関する責任	歯磨き習慣あり（1日3回）	プラーク付着あり（ＰＣＲ値75%）歯石沈着あり	保護者の介助磨きの知識や技術が不足しており、歯石沈着やプラークの付着があり、適切な口腔保健行動ができていない	保護者の介助磨きの知識、技術不足に関連した不適切な口腔保健行動	実在型

表4　歯科衛生計画立案（優先順位の決定）

優先順位	歯科衛生診断文	理由
1	過去の不快な歯科治療経験に関連した歯科受診への不安	対処者の主訴の解決には、不安なく通院できることが最優先であるため
2	不適切な歯磨きに関連した歯肉の炎症	主訴であるため
3	保護者の介助磨きの知識、技術不足に関連した不適切な口腔保健行動	主訴に関連する問題、同時にニーズ③、⑤の問題の改善が期待できるため
4	不適切な歯磨きに関連した歯の摩耗	実在型であり、対象者に対して段階的、長期的なトレーニングを必要とするため

表5a　歯科衛生計画立案（目標設定・介入計画：優先順位1）

歯科衛生診断1：過去の不快な歯科治療経験に関連した歯科受診への不安

長期目標1：Aさんが不安なく歯科医院に通院することができる（3か月後）

短期目標	歯科衛生計画（C-P：ケア計画、E-P：教育計画、O-P：観察計画）
1. 歯科医院に通院できる（2週間以内）	・対象者に歯科医院に対する不安についてよく話を聞く（C-P） ・なぜ、通院する必要があるのかについて説明する（E-P） ・次回の通院の約束について話し合う（C-P）
2. 笑顔がみられる（3週間以内）	・Aさんの発語や表情を観察する（O-P） ・Aさんの身体の緊張の程度や行動を観察する（O-P）

表5b　歯科衛生計画立案（目標設定・介入計画：優先順位2、3）

歯科衛生診断2：不適切な歯磨きに関連した歯肉の炎症※1
歯科衛生診断3：保護者の介助磨きの知識、技術不足に関連した不適切な口腔保健行動※1

長期目標2：保護者が歯肉の炎症および口臭が軽減したことを自覚する（2か月後）
長期目標3：保護者が適切な歯磨き技術を獲得し、継続できる（2か月後）

短期目標	歯科衛生計画（C-P：ケア計画、E-P：教育計画、O-P：観察計画）
1. 介助磨き（仕上げ磨き）の必要性を理解する（1週間以内）	・仕上げ磨きの負担について話し合う（C-P） ・仕上げ磨きの必要性を説明する（E-P） ・清潔の概念を質問する（E-P） ・プラークの為害性や歯周組織の炎症について説明する（E-P）
2. 保護者が口腔内のプラークを認識できる（2週間以内）	・歯石、プラークの観察方法を説明する（E-P） ・プラーク染色（E-P）
3. 歯磨き（仕上げ磨き）技術を獲得する（1週間以内）	・保護者に仕上げ磨き技術を指導する（E-P） ・歯ブラシの当てる位置、部位、動かし方（ストローク）を確認する（O-P）
4. 歯肉の炎症が軽減する（2週間以内）	・PMTC※2、歯石除去を行う（C-P） ・歯肉の炎症の程度を観察する（O-P） ・口臭について観察する（O-P）

※1　歯科衛生診断2、3は関連するため、合わせて計画立案した。
※2　PMTC：professional mechanical tooth cleaning

表5c　歯科衛生計画立案（目標設定・介入計画：優先順位4）

歯科衛生診断4：不適切な歯磨きに関連した歯の摩耗

長期目標4：Aさんが口腔全体をまんべんなく磨くことができる（6か月後）

短期目標	歯科衛生計画（C-P：ケア計画、E-P：教育計画、O-P：観察計画）
1. 口腔内のプラークを認識できる（1か月以内）	・プラークの付着部位を確認させる（E-P） ・プラーク染色（E-P）
2. 歯磨きできる範囲が拡大する（2か月以内）	・歯磨き部位・方法について絵カードで視覚支援する（E-P） ・歯ブラシの当てる位置、部位、動かし方（ストローク）を確認する（O-P） ・歯の摩耗の観察（O-P）

表6a　歯科衛生評価（長期目標1）

	目標	対象者の反応・効果	評価
長期目標1	Aさんが不安なく歯科医院に通院することができる	歯科医院に来るのは怖くないと言った	3か月後達成
短期目標1	歯科医院に通院できる	次の約束を行い、来院できた	1週間後達成
短期目標2	笑顔がみられる	身体の緊張が軽減した 少し笑顔がみられるようになった	1週間後一部達成

表 6b　歯科衛生評価（長期目標 2、3）

	目標	対象者の反応・効果	評価
長期目標 2	保護者が歯肉の炎症および口臭が軽減したことを自覚する	対象者の PCR 値の低下と歯磨き時の歯肉出血および口臭を感じなくなったと報告があった。仕上げ磨きも継続されている	1 か月後達成
長期目標 3	保護者が適切な歯磨き技術を獲得し、継続できる		
短期目標 1	介助磨き（仕上げ磨き）の必要性を理解する	プラーク付着部位からの出血について理解できた（残存プラークがなくなり、歯肉からの出血がなくなったと報告があった）	1 週間後達成
短期目標 2	保護者が口腔内のプラークを認識できる		
短期目標 3	歯磨き（仕上げ磨き）技術を獲得する	プラーク染色結果、PCR 値が 25%まで下がった	4 週間後達成
短期目標 4	歯肉の炎症が軽減する	歯肉の発赤・腫脹の軽減がみられた	2 週間後達成

表 6c　歯科衛生評価（長期目標 4）

	目標	対象者の反応・効果	評価
長期目標 4	A さんが全部位にまんべんなく歯ブラシを当てることができる	絵カードによる視覚支援を行っていくうちに、全部位に歯ブラシを当てられるようになった	6 か月後達成
短期目標 1	口腔内のプラークを認識する	プラーク染色を行うと、赤いところは汚いと言った	2 か月後達成
短期目標 2	歯磨きできる範囲が拡大する	歯ブラシを当てる部位が徐々に拡大した	2 か月後達成

歯科衛生過程の表 2～表 6b は、以下の文献を参考に作成した。
A）全国歯科衛生士教育協議会監修：最新歯科衛生士教本 歯科予防処置論・歯科保健指導論. 医歯薬出版，2020.
B）中木高夫：POS をナースに. 東京：医学書院，132，1989.

（筒井　睦、淀川尚子）

文献

1 ）下野正基監修，佐藤陽子，齋藤 淳 編著：歯科衛生ケアプロセス，7-32，医歯薬出版．2007.
2 ）下野正基監修，佐藤陽子，齋藤 淳 編著：歯科衛生ケアプロセス，2，医歯薬出版．2007.
3 ）下野正基監修，佐藤陽子，齋藤　淳編著：歯科衛生ケアプロセス，44-45，医歯薬出版．2007.
4 ）道脇信恵，緒方克也：児童および精神遅滞者における清潔の概念獲得に関する研究—第 2 報 精神遅滞者における清潔の概念形成について—；日本障害者歯科学会雑誌 20 （1），21-30．1999.

4 特別支援学校での歯科指導

①施設や学校において口腔保健指導を行うときは、対象者を把握し、そのうえで個別の対応が必要である。

②特別支援教育とは、幼児・児童・生徒一人ひとりの教育的ニーズを把握し、もっている力を高め、生活や学習上の困難を改善または克服するため、適切な指導および必要な支援を行うものである。

③特別支援教育では、これまでの特殊教育の対象となっていた幼児児童生徒に加え、自閉スペクトラム症（ASD）、注意欠如・多動症（ADHD）、限局性学習症（SLD）といった神経発達症（神経発達障害）も含めて、特別な支援を必要とする幼児・児童・生徒が対象である。

④歯科衛生士は、歯科医師と相談のうえ歯科健診に積極的に参加し、歯科保健の支援を行うことが望ましい。

2006（平成18）年6月の学校教育法の改正[1]に伴い、2007（平成19）年4月から特殊教育を継承・発展させるものとして特別支援教育制度が始まった。

特別支援学校における障害児教育現場では、教育指導方法として個別の指導計画が実施され各個人に対する教育が実施されている。つまり、特別支援教育では、障害のある幼児・児童・生徒の自立や社会参加に向けた主体的な取り組みを支援するという視点に立ち、幼児・児童・生徒一人ひとりの教育的ニーズを把握し、そのもてる力を高め、生活や学習上の困難を改善または克服するため、適切な指導および必要な支援を行うものとされている。さらに、これらの幼児・児童・生徒に加え、自閉スペクトラム症、注意欠如・多動症、限局性学習症といった神経発達症（神経発達障害）も含めて、特別な支援を必要とする幼児・児童・生徒が対象となっている[2]。また、文部科学省初等中等教育局長通知では、市町村の教育委員会が特別の事情があることを認める場合を除き、障害の重い子どもは特別支援学校で、軽い子どもは小学校や中学校の特別支援学級、通級による指導または通常の学校で留意して教育することになっている[3]。

特別支援学校には、学校歯科医による歯科健診が義務付けられており、歯科衛生士も歯科医師と相談のうえ歯科健診に積極的に参加し、歯科保健指導を行うことが望ましい。つまり、事前に、児童生徒に対する情報をたくさんもっている支援学校担任や養護教諭と打ち合わせをし、個別の口腔衛生管理の方法や問題点などについて指摘し、本人だけでなく保護者などにも専門的なアドバイスを行い健康（健口）支援することが重要である

特別支援学校

（筒井　睦）

文献

1）学校教育法等の一部を改正する法律 第1条，平成18年6月15日公布.
2）姉崎洋一ほか：特別支援教育を推進するための制度の在り方について．解説教育六法編修委員会編：解説教育六法 平成25年版，1064．三省堂．2013.
3）文部科学省：障害のある児童生徒の就学先決定について．〈https://www.mext.go.jp/b_menu/shingi/chukyo/chukyo3/044/siryo/__icsFiles/afieldfile/2010/08/18/1296501_03.pdf〉（2021年9月21日参照）

5 障害者施設での歯科管理

おぼえよう

①障害者施設での歯科管理では、障害者本人と支援する職員が対象となる。

②他職種と情報共有を行うために、歯科だけでなく医学的・福祉的知識が必要である。

③日常生活の場で得られる情報（ブラッシング、食事など）を整理して、患者の口腔健康管理の立案・実施に役立てる。

　障害者施設は知的能力障害、身体障害、精神障害などを有する幅広い年齢層が日中のみ、または施設に入所して利用している。これらの施設利用者と支援している施設職員が歯科管理の対象となる。

1 障害者施設での歯科衛生士の役割

　障害者施設では、他職種の医療系と福祉系職員が施設利用者を支援している。歯科衛生士は支援するチームの一員となり、口腔健康管理のために専門的知識と技術を提供する。具体的にはPMTCや口腔衛生指導のほか、口腔ケアや摂食嚥下訓練等を他職種と協働して行う。また、患者情報の共有と理解のために、医学的知識や福祉的知識が必要となる。口腔健康管理を行ううえではOHAT-J（Oral Health Assessment Tool　日本語版）等を共通言語として使用し、口腔の情報を共有することもある。

PMTC
→ p.180「（2）プロフェッショナルケア」参照。

OHAT-J
看護、介護スタッフが障害者や要介護者の口腔問題を簡便に評価するための口腔スクリーニングツール。

2 障害者施設での指導

　障害者施設は、利用する患者にとって日常生活の場となる。病院や診療所と違い、日常生活の活動を通して診療室では得られない情報を得ることができるメリットがある。患者のブラッシングや施設職員が行なう口腔ケア、ミールラウンド時の食事の状況等を実際に観察して、その場で評価・検討ができるので、個々の患者の状況に合った方法をすぐに反映して患者本人や施設職員に指導することが可能である。

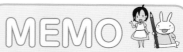

口腔健康管理

口腔健康管理は患者の口腔環境や口腔機能の改善、摂食嚥下機能の維持を目的とする。歯科衛生士は口腔衛生管理を担当し、主に専門的な歯面清掃や歯石除去、口腔衛生指導等の口腔衛生処置を行う。看護師やその他の職種が行う口腔ケアと区別して考える。

口腔健康管理			
口腔機能管理	口腔衛生管理	口腔ケア	
		口腔清潔等	食事への準備等
項目例		項目例	
う蝕処置 感染根管処置 口腔粘膜炎処置 歯周関連処置＊ 抜歯 ブリッジや義歯等の処置 ブリッジや義歯等の調整 摂食機能療法　　など	バイオフィルム除去 歯間部清掃 口腔内洗浄 舌苔除去 歯石除去　　など	口腔清拭 歯ブラシの保管 義歯の清掃・着脱・保管 歯磨き　　など	嚥下体操指導（ごっくん体操など） 唾液腺マッサージ 舌・口唇・頰粘膜ストレッチ訓練 姿勢調整 食事介助　　など

＊歯周関連処置と口腔衛生管理には重複する行為がある

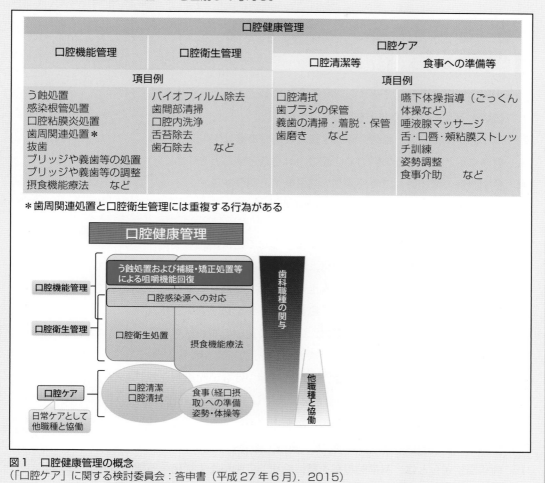

図1　口腔健康管理の概念
（「口腔ケア」に関する検討委員会：答申書（平成27年6月）．2015）

（久保田智彦）

文献
1）日本歯科医学会：「口腔ケア」に関する検討委員会答申書，2015.
2）松尾浩一郎, 中川量晴：口腔アセスメントシート Oral Health Assessment Tool 日本語版（OHAT-J）の作成と信頼性, 妥当性の検討．障歯誌 37（1）：1-7. 2016.

やってみよう

以下の問いに○×で答えてみよう（解答は巻末）

1. 口腔ケアは、QOLの向上を目指している。

2. バイオフィルムは、細菌の侵入を防ぐ役割がある。

3. 自浄作用とは、自身の努力で口腔の汚れを落とすことをいう。

4. 食物残渣の増加は、口腔周囲筋の筋力低下と関係する。

5. 障害者では、歯ブラシのヘッドの大きさや歯磨剤の適切な使用で清掃状態が改善することがある。

6. 知的能力障害者の歯磨きは、長時間集中させるとよい。

7. 自閉スペクトラム症者の歯磨きは、具体的な目標を一つ決めるほうがよい。

8. 自閉スペクトラム症者の協力性を上げるには、絵カードが有効である。

9. 脳性麻痺者へのブラッシングは、電動歯ブラシを必ず選択する。

10. 脳性麻痺者へのブラッシングでは、口腔内の過敏にも注意する。

11. 視覚障害者へのブラッシングは、絵カードを用いるとよい。

12. 認知症患者へのブラッシングは、自尊心を傷つけない配慮が必要である。

13. 神経発達症（発達障害）者の歯磨きは、集中して短時間に行うのがよい。

14. 知的能力障害の程度は、療育手帳に記載される。

15. 療育手帳の等級は、A：その他、B：重度である。

16. 歯科衛生過程とは、科学的根拠を基に論理的に歯科衛生業務を展開する方法である。

17. バイタルサインは、主観的情報の一つである。

18. 主訴は客観的情報の一つである。

19. 絵カードによる支援は、自閉スペクトラム症者に適している。

20. 特別支援学校での歯科保健指導は、個人指導を重視する。

21. 歯科衛生アセスメントでは、歯肉出血についても確認する。

22. 障害者施設では、歯科衛生士は専門的立場で患者の歯面清掃や職員への口腔衛生指導を行う。

23. 施設患者の口腔衛生指導はカルテと施設職員からの聴取だけでよい。

第9章
障害者への機能訓練

1．摂食機能療法（摂食嚥下リハビリテーション）

①摂食嚥下の５期モデル
②摂食機能の発達
③摂食機能障害
④摂食機能の検査
⑤摂食機能療法

2．ことばの障害と機能訓練

①ことばの役割
②いろいろなことばの障害と機能訓練

障害者歯科の現場から

・言語症のある患者に行ういろいろな検査
・発達検査と知能検査

9

1　摂食機能療法（摂食嚥下リハビリテーション）

摂食機能療法は、食べるとむせる、噛まないで丸飲みする、チューブで栄養を摂取している、誤嚥性肺炎を繰り返すなどの個々の患者の症状に対応した診療計画書に基づき、上手に安全に食事ができるよう訓練指導を行うことである。対象者は、発達期においては脳性麻痺を代表とする身体障害、知的能力障害、Down 症候群などの各症候群、成人期や高齢者においては脳血管疾患や神経難病などの中途障害、口腔・咽頭領域の腫瘍術後、認知症などの高齢者などである。ここでは、脳性麻痺などの発達期障害児者の摂食機能療法について解説する。

❶ 摂食嚥下の５期モデル

摂食嚥下は、何をどう食べるかを判断する先行（認知）期、食物を口腔内に取り込み咀嚼し食塊を形成する準備（咀嚼）期、食塊を咽頭へ送り込む口腔期、嚥下反射によって食塊が食道へ送り込まれる咽頭期、食塊が食道から胃に入るまでの食道期の５つのステージに分けられる。（図１）。

5期モデル
先行（認知）期
準備（咀嚼）期
口腔期
咽頭期
食道期

先行（認知）期	準備（咀嚼）期	口腔期	咽頭期	食道期
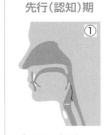	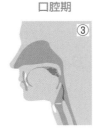 ②	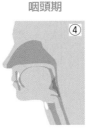 ③	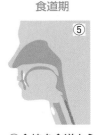 ④	⑤
①何をどう食べるかを判断	②食物を咀嚼して食塊を形成	③食塊を咽頭へ送り込む	④食塊を食道へ送り込む	⑤食塊を食道から胃へ送り込む

図１　摂食嚥下の５期モデル

（野本たかと）

② 摂食機能の発達

　摂食機能療法を行うには、摂食機能の正常発達を知る必要がある。それらを把握したうえで、どこに問題や障害があるのかを評価して診療計画を立てる。

　摂食機能は本能ではなく、学習によって獲得されるものである。そして、生涯にわたってヒトの命を支え続ける。食べる機能を獲得し発達するのが乳幼児期である。食べる機能の発達過程は、その動きの特徴から8つの発達段階に分けることができる（表1）。

表1　摂食機能の発達段階

①経口摂取準備期	離乳開始前の準備の時期、哺乳期
②嚥下機能獲得期	成人嚥下を獲得する時期
③捕食機能獲得期	上下の口唇を使って食物を捕らえる「捕食」の動きを獲得する時期
④押しつぶし機能獲得期	軟固形物を舌で押しつぶして食べる動きを獲得する時期
⑤すりつぶし機能獲得期	固形食を奥の歯茎ですりつぶす動きを獲得する時期
⑥自食準備期	自分で食べる「自食」の動きの準備期
⑦手づかみ食べ機能獲得期	食物を手でつかんで口に運ぶ動きを獲得する時期
⑧食具食べ機能獲得期	食物を食具を使って食べる動きを獲得する時期

　乳児は出生後すぐに哺乳を開始しなくてはならないため、母体内で指しゃぶりしたり、羊水を嚥下するなど胎生期から食べる準備をしている。出生後に乳汁摂取を開始するが、乳汁を摂取するためには、探索反射、吸啜反射、舌の挺出反射、口唇反射などの**原始反射**を用いるとともに**吸啜窩**と呼ばれる陥凹や、頬粘膜の内側にあるビシャの脂肪床と呼ばれる膨隆など哺乳に適した口腔形態を有することによって営まれる。乳児は哺乳の際には、顎と舌が一体となって動き、舌を突出させて舌の前後運動で乳汁を摂取する。これを**乳児嚥下**（乳児型嚥下）という。　　　　　　　　　　　　　　（原始反射　吸啜窩　乳児嚥下）

　顎が成長し口腔容積が大きくなり、舌が口の中に納まりやすくなることや、首が座り顎や頸部の筋肉が動かしやすくなることで、自分の意思で口を動かせるようになると反射は減弱し、離乳への準備が進んでいく。

　これまで顎と舌が一体となって動いて嚥下していたのに対し、それぞれを分離して動かすことができるようになる。すなわち、顎が安定した状態で舌尖が固定され舌の上下運動で飲み込むようになる。これを**成人嚥下**（成熟型嚥下）という。　　　　　　　　　　　　　　　　　　　　　　　　（成人嚥下）

　成人嚥下獲得と同じ頃に**口唇閉鎖**も可能となり、上下の口唇で食物を取り込むことができるようになる。そして発達とともに今度は食物を舌と口蓋で押し潰して食べるようになる。次に舌の側方運動ができるようになると口腔に取り込まれた食物を臼歯相当部の歯槽提に運びすり潰して食べることができるようになる。定型発達児ではこのように発達して機能を獲得していくが、何らかの障害があるとそれぞれの機能の獲得が遅れてしまう。　　　　　　（口唇閉鎖）

③ 摂食機能障害

1）哺乳障害

　出生後には自ら乳汁を摂取しなければならないが、**表2**に示すような原因によって哺乳障害が生じてしまう。哺乳ができない場合には、経管栄養に頼らざるを得ない。

表2　哺乳障害の原因

①未熟性	低出生体重児、早産児
②解剖学的な構造異常	唇裂、口蓋裂、小顎症、喉頭軟化症、食道狭窄症など
③神経・筋障害	脳性麻痺、筋ジストロフィー症、代謝性疾患など
④全身状態	感染症、心疾患、呼吸器疾患など
⑤行動・心理的問題	拒食、経管栄養依存、食行動発達障害など

2）嚥下障害

　通常、5〜6か月頃に獲得される成人嚥下が獲得されずに年齢を重ねても乳児嚥下が残存してしまう乳児様嚥下、嚥下の際に舌が口腔内に収まることなく突出してしまう舌突出嚥下、口唇は閉鎖し舌突出もみられないが顎下部を大きく膨らませることによって食塊を落とし込むようにして嚥下する逆嚥下がある。

3）捕食障害

　自分の意志で口を閉じ、食物を上下の口唇で口腔内へ取り込む動きを「捕食」という。食物の量や硬さなどの感覚をまず口唇で認識することで、食物にあった処理法を選択するための準備をする。捕食が障害されると、食べこぼしや舌突出、スプーン噛みなどがみられる。

4）咀嚼障害（丸飲み）

　捕食によって口腔内に取り込まれた食物を、舌の左右の動きによって臼歯部上（歯槽堤）へ運び、舌の側縁と頬の働きにより臼歯部上へ保持しながら、下顎の側方運動（臼磨運動）によってすり潰す動きを咀嚼あるいはすり潰しという。咀嚼が障害されると、口腔前庭に食物が残ったり丸飲みがみられる。

④ 摂食機能の検査

　発達期障害児者においては、さまざまな検査が困難な場合も多く、食事場面の外部観察が主になることが多い。検査の適応が可能であれば、改訂水飲みテスト（MWST）、フードテスト、頸部聴診法などを用いる。精密検査では嚥下造影検査、内視鏡検査、超音波検査を行う。

改訂水飲みテスト（MWST）
フードテスト
頸部聴診法
嚥下造影検査
内視鏡検査
超音波検査

❺ 摂食機能療法

摂食機能療法には、食環境指導、食内容指導、摂食機能訓練がある（**表3**）。

表3　摂食機能療法

①食環境指導	摂食姿勢の調整、食卓・椅子の選択、食具（スプーン、皿など）の選択など
②食内容指導	食形態・栄養・水分指導、調理・再調理法指導、とろみ材の使用など
③摂食機能訓練	間接訓練：脱感作療法、嚥下促通訓練、舌訓練、口唇訓練、頬訓練など
	直接訓練：嚥下訓練、捕食訓練、咀嚼訓練、水分摂取訓練、自食訓練など

1）食環境指導

食事中、安定した姿勢を継続できるよう姿勢を保持する工夫をしたり、口腔機能を発揮・獲得できるようスプーンや食器の選択を行う。

2）食内容指導

機能に適した食形態を選択したり、食事法の指導、必要栄養量や水分量の指導を行う。口腔機能に適していない食形態の提供は、間違った機能獲得による誤嚥や窒息を招きかねないため、機能評価に基づいた食形態指導は重要である。

（地主知世）

3）摂食機能訓練

（1）間接訓練

間接訓練とは、食物を用いない訓練のことをいう。摂食嚥下に関係する器官の運動性や協調性の改善をはじめとし、経口摂取に必要な機能を準備する。危険性が低く、重度の摂食嚥下障害、急性期にも行うことができる。また、早期から始めることで、拘縮や筋萎縮などの予防にも効果的であり、摂食嚥下障害に対する訓練のほぼ全期間に実施できる。

拘縮
筋萎縮

①頸部ROM（可動域）体操

頸部の屈曲・伸展の可動域制限は食道入口部の開大や嚥下運動を困難にし、誤嚥の危険性を増大させる。頸部のROM体操は、摂食嚥下機能に必要な頸部の筋肉をストレッチすることにより、直接訓練の際の頸部の前屈位保持、横向き嚥下やうなずき嚥下などの動きが円滑となる。

ROM

range of motion.
身体の可動域をいう。

②呼吸訓練

嚥下と呼吸には密接な関連があり、協調に不全を認めると誤嚥や窒息の危険性が増す。呼吸訓練を行うことにより、この協調を促すことができることと、排出力の向上により、安全を確保できる。腹式呼吸や胸郭可動性の改善のほかに、鼻咽腔閉鎖の強化や口唇の訓練および肺機能強化のために、ブローイング訓練や口すぼめ呼吸がある。

ブローイング訓練
口すぼめ呼吸

③脱感作療法

極端な感覚刺激体験の不足や過剰で不適切な刺激が繰り返し与えられた場合、身体に触れられたときに全身に力が入ったり、泣きだしたり、触れられ

た皮膚の表面がひきつるなど、過敏症状を認めることがある。脱感作はこの過敏症状を除去する方法で、末端から口腔に向かって触覚刺激を与えていく。口腔内に行う場合は、不潔な状態では適切な感覚刺激が得られないため、口腔ケアを事前に行うことも必要である。

過敏

口腔ケア

④筋機能訓練
a．舌訓練

嚥下時の舌突出や舌の挙上不全、咀嚼時に舌が側方運動を行わないなどの運動制限を認める場合に行う。方法には、能動的に行うもの（図2）と受動的に行うものがある（図3）。受動的な方法では、口内法と口外法がある。

舌訓練

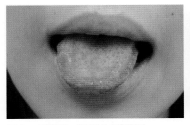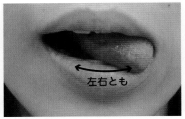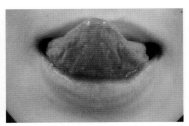

左右とも

図2　舌訓練（能動的刺激法）

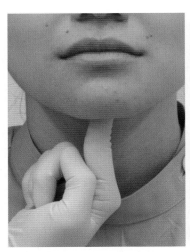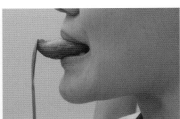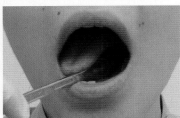

図3　舌訓練（受動的刺激法）

b．口唇訓練

口唇閉鎖不全や捕食機能不全のある場合に行う口輪筋のストレッチ運動である。能動的に行う場合には、「イー」や「ウー」の動きで大きく口唇を動かして行わせる（図4）。受動的に行う場合は、上下の口唇を2つに分けて、口唇をつまむ（上唇は3つに分けて）、膨らます、縮める、押し下げる方法を行う（図5）。

c．頬訓練

頬の機能不全により、口腔前庭に食物残渣がみられる場合に行う。頬を膨らませたり、もみほぐすなど、頬筋のストレッチ運動である（図6）。

口唇訓練

⑤嚥下促通訓練

嚥下促通訓練は、嚥下反射の誘発や、嚥下時の喉頭挙上の改善を目的とした訓練である。方法には、ガムラビング、嚥下促通手技、メンデルゾーン手技がある。

a．ガムラビング

前歯部から臼歯部に向かって歯肉をリズミカルにこすり、自己唾液を嚥下させる。口腔内の感覚機能を高め、唾液の分泌を促し、嚥下機能を獲得させる。

b．メンデルゾーン手技

食道入口部の開大が不良な場合に、嚥下時の食道入口部の開大を目的とし、甲状軟骨を手で押さえて最も挙上した状態で数秒間とめておく方法である。

ガムラビング

メンデルゾーン手技

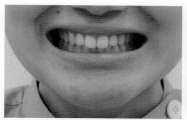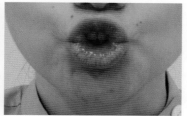

図4　口唇訓練（能動的刺激法）

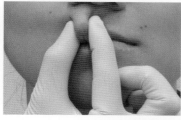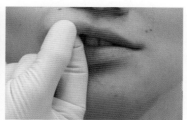

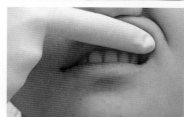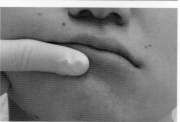

図5　口唇訓練（受動的刺激法）

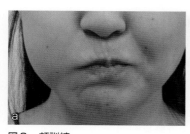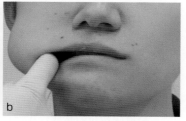

図6　頬訓練
a：能動的刺激法、b：受動的刺激法。

⑥その他の訓練

a．寒冷刺激法（thermal tactile stimulation）

　嚥下反射がない、もしくは減弱している場合に、嚥下反射を惹起させることを目的に行う訓練法である。凍らせた綿棒などを用いて、嚥下反射誘発部位である前口蓋弓や舌根部や咽頭後壁を刺激する（図7）。

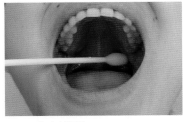

図7　寒冷刺激法

b．構音訓練

　嚥下機能と構音機能は同じ器官が担っているため、嚥下障害者では構音障害を合併していることが多い。構音は音を用いるため、フィードバックしやすい利点がある。口唇の強化には、「イー」「ウー」「パ」、舌の動きの強化には「タ、カ、ラ」、軟口蓋の動きの強化には「アー」など、構音点を利用し発声することによって筋力強化を図る。

c．バルーン拡張法

　食道入口部の開大不全や狭窄部をバルーンで拡張する手技である。経口的にカテーテルを挿入して膨らませ、狭窄部で加圧により膨らませたり縮めたりしながら機械的に拡張させる。

d．咀嚼訓練

　丸飲みしてしまう、咀嚼する回数が少ないなどの場合に行う訓練法である。咀嚼ができない人を対象とするため、噛んだ際に切れて口腔内に食物が残ってしまわないような、スルメやビーフジャーキーなどの弾力のある食材を用いて行う。方法は臼歯部上にこれらを入れ、頬粘膜と舌縁で保持をしながら下顎の臼磨運動を引きだす（図8）。

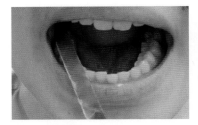

図8　咀嚼訓練

> ## MEMO
>
> **寒冷刺激法とアイスマッサージ**
> 摂食機能療法に関する図書や論文に「アイスマッサージ」という文字をよく見かけるが、thermal tactile stimulation の原法では軟口蓋のみの冷圧刺激であるのに対し、舌根部や咽頭後壁まで冷刺激する方法をアイスマッサージという。

アイスマッサージ

（2）直接訓練

　直接訓練は、実際に食物を用いて行う訓練のため、疾患や身体の状態を十分に把握したうえで行う必要がある。そのため、適切な摂食姿勢や適した食物形態の選択にも十分配慮することが大切である。また、間接訓練と併用して行うことによって効果が増す。

①味覚刺激訓練

　下唇の内側粘膜に味覚刺激を与え、粘液腺からの唾液に味物質が溶解して口腔内に味覚が広がるのを下顎介助した状態にて待つ。徐々に刺激唾液が分

泌され、嚥下反射が誘発される。味覚刺激からの嚥下のメカニズムの構築に役立つうえ、安全性が高いため経口摂取を開始するときには有用である。

捕食訓練
前歯咬断訓練

②顎介助下の嚥下訓練

嚥下時に舌が突出してしまうなどの異常嚥下癖や顎位の安定が得られない場合に、介助者の手や指により顎の閉鎖を促し、随意的な舌の上下の運動を促す方法である。介助には、前方、側方、後方がある（図9）。

③捕食訓練、前歯咬断訓練

食物の性状や量などを感知するのは、口腔の前方部に位置する口唇、歯、舌、口蓋前方部などで行われる。そのため、上下の口唇で食物を取り込ませたり、前歯で噛み切ることによって、口腔の機能を適切に発揮することができる。上唇が反転していて、下りてこない場合には介助して口唇閉鎖を促す（図10）。

④水分摂取訓練

水分は流動性が高く、認知から口腔機能を惹起するまでに時間が少なく、むせたり、こぼれたりする場合がある。そのため、介助者による口唇介助と顎介助を行いながら水分が流入する量とスピードを学習させる。その際、はじめは連続飲みができないため、ティースプーンや幼児用スプーンなど少ない量から学習していく。徐々にレンゲやカレースプーンなど量の多いところから自分の適正量をすする練習をし、最終的にはコップや椀など多量の水分から連続したすすりができるようにする（図11）。

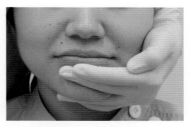

図9　顎介助下の嚥下訓練

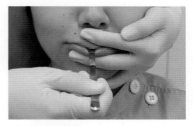

図10　捕食訓練

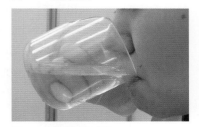

図11　水分摂取訓練

MEMO

ハビリテーションとリハビリテーション

疾患や障害により一度獲得した機能を失った高齢者や中途障害者は、リハビリテーションを通して機能回復に努める。リハビリテーション（rehabilitation）の re は"再び"の意味である。しかし、発達期障害児者の場合、機能が未熟な状態から新たに機能を育むことで機能獲得を目指すため、正確には rehabilitation の re を含まないハビリテーションを行うことになる。このように、ハビリテーションとリハビリテーションでは概念が異なるので、当然、対応法も異なるのである。

（野本たかと）

文献
1）金子芳洋，向井美惠，尾本和彦：食べる機能の障害―その考え方とリハビリテーション．医歯薬出版．1987.
2）向井美惠，山田好秋 編：歯学生のための摂食嚥下リハビリテーション学．医歯薬出版，2008.
3）田角 勝，向井美惠 編著：小児の摂食嚥下リハビリテーション．医歯薬出版．2014.

2 ことばの障害と機能訓練

おぼえよう

①ことばは大きく「理解言語」（理解する言葉）と「表出言語」（話し言葉）に
分けられる。
②ことばの障害とその訓練にはさまざまなものがある。

1 ことばの役割

1）ことばとは

　ことばはコミュニケーションの道具である。また、ことばは、物事を考える、
理解する、感じたことを表現する道具でもある。ことばは大きく「理解言語」（理
解する言葉）と「表出言語」（話し言葉）に分けられる。「理解言語」は話した
いことの中身を脳で考える言語、相手の話を理解するための言語であり、「表
出言語」は音声を手段として用いる話し言葉である。

理解言語
表出言語

　さらに、ことばの機能は以下のようにも分けられる。
①思考の道具
②コミュニケーションの道具
③人を動かす道具
　例）「おんぶ」と言うことによって、お母さんにおんぶしてもらえる。
④感情の表現
　例）自分の気持ちを抑揚や語調によって表す。
⑤自分の存在を知らせる
　例）子どもが「ママ」と呼びかけることで、自分はここにいるという意を
　　　表す。

MEMO

言語聴覚士
言語聴覚士（ST：speech-language-hearing therapist）とは、「厚生労働大臣
の免許を受けて、言語聴覚士の名称を用いて、音声機能、言語機能又は聴覚に障
害のある者についてその機能の維持向上を図るため、言語訓練その他の訓練、こ
れに必要な検査及び助言、指導その他の援助を行うことを業とする者」をいう（言
語聴覚士法第二条）。

言語聴覚士

② いろいろなことばの障害と機能訓練

　ことばの障害にはさまざまなものがある。障害の種類によって症状や程度には違いがみられる。ことばの障害に対しては、言語聴覚士が検査を行い、指導や訓練を行う。

1）聴覚障害（聾、難聴）

聴覚障害

①症状

　聴覚障害とは、聴覚機能に何らかの支障をきたしている状態で、感音性（音を感じない）と伝音性（音が伝わらない）がある。聴覚に障害が起きると、音やことばが聞こえにくくなる。聴覚障害がある人は、補聴器や人工内耳を装用することでコミュニケーションの助けとしている。

感音性
伝音性

②指導・訓練

　補聴器を装用した場合は補聴器装用に慣れること、音や話し言葉を聴きとる訓練、手話によるコミュニケーション訓練や読話（相手のことばや話を口の動きから読みとり、理解する）を併用した訓練を行う。

2）言語症／言語障害

言語症

　言語症（language disorder）とは、何らかの原因によってことばの発達が阻止された状態で、聴覚および視覚障害などによることばの入力系の障害、知的能力障害や神経発達症（発達障害）などによることばの遅れ、構音障害などことばの出力系の障害、環境・心理的問題によることばの発達の遅れなどがある。

（1）知的能力障害によることばの障害

知的能力障害

①症状

　知的能力障害があると、ことばの理解や話し言葉の発達に遅れがみられる。また、口唇や舌の運動の発達にも遅れがみられることがあり、発音の不明瞭さをもつ場合がある。

②指導・訓練

　ことばの障害への指導は、発達全体に対する支援とことばに焦点を当てたものがある。発達全体に対する支援としては TEACCH プログラムがあり、ことばに焦点を当てた指導としては、ごっこ遊びなどの象徴遊び、伝達場面設定型指導などを行う。

（2）自閉スペクトラム症によることばの障害

神経発達症

①症状

　自閉スペクトラム症は、相手との意思疎通に必要なことばの発達やコミュニケーションの道具としてのことばの発達に遅れや歪みがみられる。また、知的能力障害を伴う場合は、知的能力障害によることばの理解と話し言葉の発達に遅れがみられる。

②指導・訓練

TEACCH プログラムを基にしたことばの意味理解の促進、PECS（picture exchange communication system：絵カード交換式コミュニケーション・システム）によるコミュニケーション行動の形成など。

（3）脳性麻痺、口蓋裂および類似疾患によることばの障害

脳性麻痺
口蓋裂

①症状

脳性麻痺の運動障害により話し言葉の発達に遅れがみられ、知的能力障害を伴う場合はことばの理解の発達に遅れがみられる。口蓋裂およびその類似疾患は先天的な形態異常であり、哺乳障害、発音の不明瞭、話し言葉の遅れがみられる。

②指導・訓練

脳性麻痺に対しては、呼吸・発声改善のための訓練、摂食指導、発語器官の機能訓練、構音訓練、補助代替コミュニケーション（AAC）を使ったコミュニケーション手段の獲得のための訓練を行う。

AAC
→ p.114「1　コミュニケーションの確立」参照

3）失語症・高次脳機能障害

失語症
高次脳機能障害

①症状

失語症は、大脳の言語領域の損傷によって生じる後天的な言語機能障害であり、話す・聴く・読む・書くのすべての側面に障害がある。高次脳機能障害は、運動麻痺や感覚・知覚障害では説明できない言語、動作、認知、記憶などの障害を指し、大脳病変によって起こることが多い。

②指導・訓練

訓練は、心理・社会面の援助、実用的コミュニケーションの援助、言語機能回復に対する援助を行う。

4）音声障害

音声障害

①症状

声の強さ、高さ、質および持続の異常であり、発症の原因によって器質的音声障害と機能的音声障害がある。

②指導・訓練

声をできるだけ使わない声の安静、発声に関する注意事項を指導する声の衛生、発声様式を変容させる発声訓練などがある。また、喉頭癌などで喉頭摘出後、食道発声、電気式人工喉頭、笛式人工喉頭などを使用し発声訓練を行う。

5）構音障害

構音障害

①症状

作り出された音が習慣的に誤ってしまい、ことばそのものに聞き手の注意がひかれてしまう状態で、機能性構音障害、器質性構音障害、運動障害性構音障害がある。

②指導・訓練

　獲得させる音を聴かせたり音の出し方を観察、模倣させる、また、訓練者が患者の器官に触れ、部位や位置を示し音を出す動作を補うことで正しい音の獲得の誘導を行う。音が獲得されたら単語、文章、会話のレベルへと応用させていく。構音障害がある患者の保護者に対しては、家庭での練習、患者への接し方、保護者の不安や悩みに対する援助を行う。

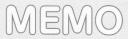

構音

「構音」とは、構音器官（口唇、歯、舌、口蓋等）を適切に運動させて音を作り出すことである。「発音」と同義である。日本語の音は、母音のみ（あいうえお）と母音と子音が組み合わさってなっており、構音障害の場合は子音が障害されている場合が多い。構音障害の型には主に省略（みかん→みあん）、置換（みかん→みたん）、歪み（正しい音ではないが類似した音であり、日本語語音として表示できない）がある。

6）小児期発症流暢症／小児期発症流暢障害（吃音）

小児期発症流暢症
（吃音）

①症状

　音の「繰り返し（連発）」「引き伸ばし（伸発）」「阻止（難発）」その他、いわゆる吃音症状が習慣化し、発話の流暢性が損なわれる状態である。

②指導・訓練

　流暢性を促進するための直接的なことばの訓練、幼児に対しては遊びを取り入れた間接的な治療、患者本人に対するカウンセリング、患者を取り巻く環境の調整として対応の仕方の指導や両親に対する養育方針の指導を行う。

（西﨑智子）

緘黙

広義にはことばを発しない状況をさし、カナー（Kanner L）はその原因として次の6つを挙げている。すなわち、①小児分裂症、②幼児自閉スペクトラム症、③重度の知的欠陥によるもの、④聾唖など身体障害によるもの、⑤ヒステリー性のもの、⑥心因性のものである。狭義には、このうちの心因性緘黙をさし、生起する場面によって全緘黙と選択性（場面）緘黙に分類される。原因としては不安から生じる防衛機能、自我防衛反応であるとする見方が強い。いずれにせよ、他人との言語的コミュニケーションをもとうとしない点で、かなり重大な社会的不適応の一つである。しかも多くの場合、治癒までに時間がかかる。

緘黙

文献

1）中川信子：ことばをはぐくむ—発達に遅れのある子どもたちのために．ぶどう社，1986．
2）伊藤元信，笹沼澄子編：新編 言語治療マニュアル．医歯薬出版，2002．
3）田口恒夫編：新訂 言語治療用ハンドブック．日本文化科学社，1996．
4）内山喜久雄 監修：言語障害辞典．岩崎学術出版社，1994．
5）石部元雄 他 編：心身障害辞典．福村出版，1981．

言語症のある患者に行ういろいろな検査

西﨑智子（児童発達支援センター joy ひこばえ 副施設長）

それぞれの障害の特徴にあった検査

　言語症の患者に対し、訓練や指導を行うにあたっ
て、言語聴覚士はいろいろな検査を行います。検
査を行うことで、患者の障害の有無や障害の程度
を知ることができます。また、障害の背景にある
ものを探り、言語訓練計画の参考や指針とします。

　聴覚障害（聾、難聴）のある患者に対する耳の
聴こえの検査は、決められた音や単語などを聴き
取ることで、難聴の有無や難聴のレベル、聴こえ
の障害の状況を評価することができます。知的
能力障害による言語症のある患者には、知的発
達の程度をみるために、田中ビネー知能検査V、
WISC-Ⅳなどの知能検査や、遠城寺式乳幼児分析
的発達検査法、新版K式発達検査2001などの発
達検査を行います。神経発達症（主に自閉スペク
トラム症）による言語症の患者には、発達全体を
評価する検査（CARSなど）を行います。脳性麻
痺による言語症の患者には、呼吸や発声の検査、
口腔の過敏さや口腔反射、摂食機能などの口腔機
能の検査、顔面、下顎、歯列、咬合、硬口蓋、軟
口蓋、舌などの発語器官の形態と機能の検査、構
音検査を行います。口蓋裂および類似疾患の患者
に対しては、鼻、口唇、舌、歯、硬口蓋、軟口蓋
などの発語器官の形態と機能の検査、鼻咽腔閉鎖
機能に関する検査、構音検査を行います。

　失語症の患者には、失語症の有無や症状の重症
度、または、話す・聴く・読む・書くの、どの側
面にどの程度の障害があるのかを評価するための
検査（標準失語症検査など）を行います。高次脳
機能障害では、知的発達の評価のための知能検査、
認知症の有無やレベルを評価する検査、記憶能力
を調べる検査などを行います。音声障害のある患
者に対しては、声を対象とする検査と発声機構に
関する検査があり、喉頭（声帯）の視診、内視鏡

検査、声帯振動の検査などがあります。構音障害
の患者には、構音障害の有無や構音の状態を評価
する構音検査のほか、文章を復唱させたり音読さ
せて行うものや、身近な話題を話す会話構音検査
などを行います。小児期発症流暢症／小児期発症
流暢障害（吃音）の患者に対しては、日常生活（く
つろいだ雰囲気）での談話状態を調べたり、吃音
症状になる音の種類や出現の特徴を評価するなど
の検査を行います。それぞれの言語症の特徴にあっ
た検査を行うことで、患者に関わる私たちはより
深く細かく患者の状態を知ることができ、よりよ
い訓練や指導を行うことにつながります。

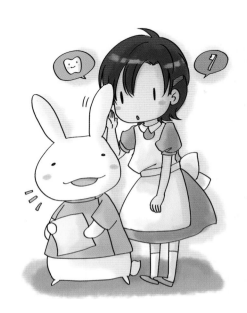

発達検査と知能検査

西﨑智子（児童発達支援センター joy ひこばえ 副施設長）

発達と知能

　発達（development）とは、心理学においては、一般に受精から死に至るまでの人の心身、および、その社会的な諸関係の量的および質的変化・変容をいいます。医学、特に小児科学における発達とは、機能的な成熟のこと（別称で発育ともいいます）であり、物的な成熟である「成長」と対比しています。身長や体重が大きくなることは成長といい、ことばや運動を覚えることを発達といいます。知能（intelligence）とは、新しい場面に適応するために、過去に習得した経験を効果的に用いていく能力のことです。人間の認識能力の意味を表すラテン語（intelligentia）に由来します。

　発達検査は、それぞれの子どもの精神発達の程度を、基準になる水準と比較して測定する尺度のことであり、その結果から、発達年齢（DA）や発達指数（DQ）を求めることができます。知能検査は、知能水準を測定するための検査法であり、実際の年齢である生活年齢（CA）と結果から算出する精神年齢（MA）を用いて、知能指数（IQ）の値を出します。発達検査や知能検査を実施することは手段であって目的ではありません。

遠城寺式乳幼児分析的発達検査法

　発達検査の代表的なものに、遠城寺式乳幼児分析的発達検査法があります。この検査は、０か月から４歳７か月までの乳幼児の発達を３つの分野（運動、社会性、言語）ごとに評価し、発達上の特徴を明らかにすることができます。この検査の主な特徴は、移動運動、手の運動、言語、情緒、知的発達、社会的発達の各機能を分析的に評価できる、０歳児から使用できる、検査法が簡便で、短時間で検査できる、といったことがあります。

田中ビネー知能検査Ⅴ

　知能検査の代表的なものに、田中ビネー知能検査Ⅴがあります。この検査は、フランスの心理学者ビネーが1905年に作成したもので、２歳０か月から成人の知能を個別に検査し、全般的な知能発達水準を測定し、知能障害の診断および指導に役立てることができます。田中ビネー知能検査Ⅴの特徴は、知能は常識的にものごとを理解し、判断するなどの精神機能に現れると考え、一般的知能を測定します。検査問題は多種多様で、単語の知識、文章の完成、直接記憶、道徳的判断など多くの質問から構成されています。

　ここで田中ビネー知能検査Ⅴの問題をいくつか紹介します。２歳級の問題では「語彙」（絵カードを見せて絵の名称を言う）、３歳級では「物の定義」（その物について言葉で説明する）、５歳級では「数概念（10まで）」（問われた数の積木を取り出す）などがあり、合格基準をクリアした問題数から発達段階の年齢（精神年齢）を出し、被検査者の実際の年齢（生活年齢）とともに知能指数（IQ）を算出します。この検査は、全国的に、療育手帳の取得、就学相談、教育相談など、さまざまな分野で幅広く活用されています。

やってみよう

以下の問いに○×で答えてみよう（解答は巻末）

1. 摂食機能療法には、食環境指導、食内容指導、摂食機能訓練の３つがある。
2. 摂食嚥下の５期モデルで、食塊を咽頭へ送り込むのは口腔期である。
3. 摂食機能はヒトが生きていくための本能である。
4. 哺乳動作は随意運動である。
5. 乳児嚥下は顎と舌が一体となって動く。
6. 口蓋裂は哺乳障害にはならない。
7. 嚥下機能や捕食機能を獲得するのは５〜６か月頃である。
8. 間接訓練とは、スプーンなどから間接的に食事を摂る方法である。
9. ROMとは、range of motionの略である。
10. 嚥下促通訓練には、ガムラビングが含まれる。
11. 直接訓練では、実際の食物を用いて行う。
12. 舌訓練は嚥下時に舌突出してしまう人に有効である。
13. 口唇訓練は口唇の力が強い人が適応である。
14. 寒冷刺激法（アイスマッサージ）は直接訓練になる。
15. 水分摂取訓練は直接訓練になる。
16. ことばは、理解言語と表出言語に分けられる。
17. 言語聴覚士の略号はPTである。
18. 聴覚障害には、感音性と伝音性の障害がある。
19. 言語症の原因疾患に、知的能力障害がある。
20. 口蓋裂児には、話し言葉の遅れはまれである。
21. 失語症は、先天的な障害である。
22. 構音障害には、言語訓練が効果的である。
23. 小児期発症流暢症（吃音）は、ストレス下で検査するほうがよい。

第10章
障害者歯科の予防処置

1. う蝕の予防
①障害とう蝕の関係
②う蝕予防の重要性
③う蝕の予防

2. 歯周病の予防
①障害児者の歯周病の現状
②歯周病予防の重要性
③歯周病の予防

10

1 | う蝕の予防

おぼえよう

①口腔が健康であることは、よりよい心身の健康を維持することにつながり、豊かな生活を過ごすことにもなる。

②フッ化物の歯面塗布（フッ化物濃度9,000ppm）を定期的に歯科医療機関で行い、予防することを勧めるとよい。

③歯磨きの自立に向けての指導においては、本人の理解の程度を把握し、楽しい雰囲気のなかで、わかりやすい表現や模倣、手添え磨き、絵カードなどを用いて、根気強くかかわり続け、歯磨きの習慣化や自立を促していく。

1 障害とう蝕の関係

　口腔の健康を維持、増進していくためには、予防と適切な治療は大切である。う蝕治療でかかる心身の負担を出来るだけ少なくし、口腔と心身の健康をより良い状態で維持、増進するためにも「う蝕予防」はより一層重要であると考えられる。障害者の場合、本人、介助者の体調や精神状態などの変化により、う蝕の危険性が高まり、短期間で口腔内が急激に悪化してしまう場合がある。そのため、その時々の変化を把握し、対応することが必要である。

2 う蝕予防の重要性

1）う蝕治療の難しさ

　口腔の健康を維持していくうえでの日々の口腔清掃などにおいて、障害者の場合、知的能力障害の程度により、歯磨きの必要性や方法などの十分な理解が難しいことがある。また肢体不自由などの身体の機能的な障害により、歯ブラシが思うように動かせない、当てられないなどで歯磨きの自立が難しい場合がある。さらに保護者・介助者による口腔清掃においても、口腔を触られることへの抵抗や保護者や介助者の状態（協力体制・介助者の年齢等）などにより、十分な口腔清掃が難しくなり、う蝕の危険性が高くなることも多い。

　歯科治療においても知的能力障害の程度によっては、治療の必要性なども十分に理解しづらく、治療時の協力を得ることが難しいことがある。また治療の必要性などが理解できても、身体の機能的な障害により、治療に必要な開口状態や姿勢の保持等が難しいなどの理由で、治療時にかかる患者本人の心身への負担は健常者と比べてより大きく、歯科治療が難しくなる場合がある。口腔と心身の健康をよりよく維持、増進するうえで、う蝕予防はより重要となる。

２）う蝕予防における歯科衛生士の役割

（１）介助者の背景や家庭環境

　その時々のう蝕の原因や危険性を判断し、その個人に応じた支援を行うことが必要である。口腔内状態、口腔衛生状態などが悪化する理由として、介助者の口腔衛生に対する意識、知識、熱意、実行力の不足のみが原因となるわけではなく、日々の介護の状態や家庭環境などにより生じている場合もある。そのような介助者の背景にも目を向け、う蝕予防を支援する姿勢が必要となる。（p.176 MEMO「保護者はどんな人だろう？」参照）

（２）定期健診・リコール

　う蝕の発生、進行を防ぎ、健康な口腔を維持するためにう蝕予防管理（定期健診）は重要である。う蝕の予防管理で大切なのは、中断することなく来院を継続してもらうことである。そのためには、患者、保護者や介助者に対する理解と信頼が大切である。信頼関係を築くには、障害の種別や程度、全身状態や日常生活動作（ADL）などの必要な情報を把握するとともに、家庭環境、介護状態、受診までの経緯、口腔衛生に対する保護者、介助者の考えや思いなどの背景を理解し、心を寄り添わせていくことが大切である。

③ う蝕の予防

う蝕の予防には、大きく以下の要素が重要になる。
①セルフケア
・口腔清掃
・フッ化物洗口剤やフッ化物配合歯磨剤の使用
・食生活習慣の改善（間食の内容、量、回数など）
②プロフェッショナルケア
・う蝕予防指導
・フッ化物の歯面塗布
・シーラント処置

１）セルフケア

（１）口腔清掃

　知的能力障害や身体の機能的な障害などによる歯磨きの自立が難しいことがある。歯磨きの自立に向けての指導においては、本人の理解の程度を把握し、楽しい雰囲気で、わかりやすい表現や模倣、手添え磨き、絵カードなどを用いて、根気強くかかわり続け、歯磨きの習慣化や自立を促していく。

　身体の機能的障害などで歯ブラシが持ちにくい場合には柄の太いものを選び、開口状態が少なく保護者、介助者による口腔清掃が難しい場合にはヘッドの小さいものを選ぶなど、その個人にとって、磨きやすい、受け入れやすい歯

介助者の背景や家庭環境

定期健診・リコール

セルフケア

ブラシや補助用具の選択（図1）なども必要である。

（2）フッ化物配合歯磨剤やフッ化物洗口剤の使用

　家庭でも使用できるフッ化物として、フッ化物洗口剤やフッ化物配合歯磨剤（フッ化物濃度100ppm～1,500ppm）などがある（**図2**）。これらは、比較的簡単に日常の歯磨きに取り入れられるう蝕予防方法の一つである。障害者本人、保護者や介助者による十分な歯磨きが難しく、負担が大きい場合などには、積極的に利用することが望ましい。年齢や目的、障害の状態などに応じて選択し使用を勧めるとよい。フッ化物配合歯磨剤の剤型にはペースト、ジェル、フォームタイプがある。洗口がうまくできない障害者には、洗口の必要性が比較的少ないフォームタイプのものが応用しやすい。

歯ブラシや補助用具の選択
8章「1障害者の口腔ケアと健康管理」参照。

フッ化物の使用
継続的に使用することで、初期う蝕の再石灰化の促進に役立つ。成人、高齢者の歯根面う蝕の予防にも効果が期待されている。

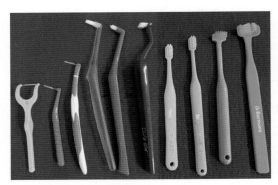

図1　歯ブラシ・清掃補助用具
口腔内状態と合わせて、障害者本人・介助者にとって使用しやすい清掃用具を見極め選択するとよい。

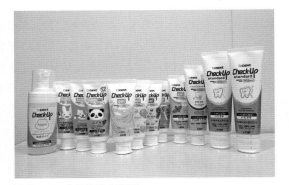

図2　フッ化物配合歯磨剤
歯科医院で販売されているフッ化物配合歯磨剤。

（3）食生活習慣の改善

　う蝕の原因となる砂糖を含む食品摂取の内容、回数、量、時間などの状態に対するう蝕予防指導も必要である。障害によっては、限られた食べ物やお菓子しか食べない、また同じものを食べないと落ち着かないといったように「食へのこだわり」が強い場合がある。これが「砂糖を含む間食・飲料」に向いてしまうと、う蝕の原因となることがある。こだわりが強く、摂取回数をすぐに減らすことが難しい場合は、摂取のタイミングや間食の買い置きの仕方を工夫するなどの実行可能と思われることから取り組み、徐々に減らしていけるよう調整することも大切である。砂糖の摂取状態などの食生活の改善は、口腔の健康を維持、増進するとともに、全身の健康にもつながるものである。そういった観点をもち、歯科においても食生活の指導を行うことは必要である。

2）プロフェッショナルケア

（1）う蝕予防指導

　歯科衛生士は口腔内状態や医療面接などの情報をもとに、う蝕の発生の危険性とその原因を判断し、それにあった口腔清掃・食生活の改善方法を提案、指

プロフェッショナルケア
う蝕予防指導

導することが大切である。

　ただ単に口腔内の状態（う蝕・歯垢の状態など）や間食の状態（内容や回数など）のみに目を向けるのではなく、「なぜそのような状態に至るのか？」といった理由や背景にも目を向け、個々の事情を理解し、より実行可能な予防方法を工夫し提案することが望ましい。

（2）フッ化物歯面塗布

　フッ化物歯面塗布（フッ化物濃度 9,000 ppm）を定期的に歯科医療機関で行い予防することを勧めるとよい。歯面塗布に使用されるフッ化物の剤状には溶液、ゲル、フォームタイプがある（図3）。味に過敏であったり、苦手な場合には、ゲルやフォームタイプのものが使用しやすい。定期的なフッ化物の歯面塗布は、家庭でのフッ化物配合歯磨剤の使用と併用できるため、う蝕のリスクが高いと思われる場合は、年齢、使用目的などに応じてフッ化物配合歯磨剤との併用を勧めるとよい（図4）。

（3）シーラント

　萌出間もない歯の小窩裂溝部は形態的（溝が深くプラークが付着しやすい・磨ききれない部分がある）、組織的（萌出後成熟完了まではエナメル質の結晶構造が粗く幼弱である）などの理由によりう蝕に罹患しやすい。

　シーラントは臼歯部の小窩裂溝や上顎の側切歯口蓋側面などに対してのう蝕の予防を目的として、萌出直後の健全な歯に行う予防処置である（図5）。障害者の場合、本人や保護者、介助者による口腔清掃状態等により、う蝕のリスクが高いと判断された場合にも行うとよい。適応の診断や術式を適切に行うことで予防の効果が期待できる。そのため障害の状態により、開口保持が困難などで十分な防湿ができない場合は適応が難しい。また、咬耗を伴う強い歯ぎしりがある場合などは、脱離や破折を起こしやすいため、適応の判断を適切に行うことが必要である。シーラントの状態を確認するためにも定期的な受診を促し、必要に応じて再填塞を行う。

<table>
<tr><td>

フッ化物歯面塗布

フッ化物をエナメル質表層へ直接作用させ、歯質のう蝕抵抗性を高めることで、う蝕を予防する方法。歯科衛生士が行うことができるう蝕予防処置。
</td></tr>
</table>

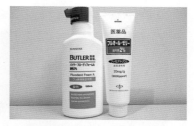

図3　歯面塗布用フッ化物（ゲルタイプ・フォームタイプ）

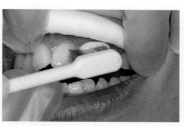

図4　フッ化物の塗布
見慣れている歯ブラシを使用することで不安が少なく受け入れやすい。（写真提供：梶美奈子先生）

<table>
<tr><td>

シーラント

シーラント材にはレジン系、セメント系（グラスアイオノマーセメント）のものあり、その多くにフッ化物が含まれている。含有されるフッ化物により再石灰化を促進する。
</td></tr>
</table>

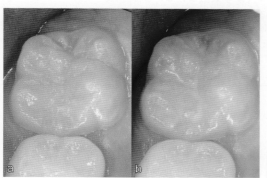

図5　シーラント
a：処置前　b：処置後

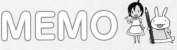

保護者はどんな人だろう？（口腔内状態＋医療面接＋背景）

口腔内の状態のみで判断するのではなく、「なぜそういう状態が起こるのか？」といった理由や背景に目を向けることで物事の見える奥行きが変わり、心に寄り添った支援が可能となる。

情報①　口腔内の状態

年齢　　　　：　5歳5か月
口腔内状態　：　ほぼすべての歯が虫歯　（C2～C4）

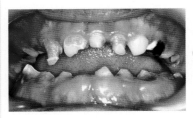

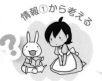

「保護者はどんな人だろう」？

＊虫歯がいっぱい！
＊治療もあまりしていない！
＊子どもの口腔衛生には
　あまり関心がないのでは!?

情報②　医療面接

```
7:00 8:00    10:30  12:0013:00   15:00        18:00      20:0021:00
起 朝 ジ       ア    昼 ガ      ラ          お          夕 ジ お 時 就
床 食 ュ       メ    食 ム      ム          せ          食 ュ 風 々 寝
      ｜                       ネ          ん            ｜ 呂 歯
      ス                                   べ            ス    磨
                                           い                  き
```

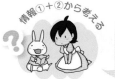

「保護者はどんな人だろう」？

＊おやつやジュースの回数も多い！
＊歯磨きも時々だけしかしていない！
＊問題点がいっぱい!!　口腔衛生に対して意識が低そう!?

情報③　背景

「おばあちゃんの看病のために、週に4～5日子どもを連れて病院にいく」
「病院で子どもが退屈しないようにおやつを与える」「飲み物はお茶を持っていく」
「朝夜に薬を服用している。苦い薬なので服用後ジュースをあげる」
「病院へ行った日は子どもが疲れてしまい、歯磨きできないことも多い」
「病院に行かない日はできるだけしっかり磨くように心掛けている」

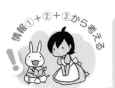

「保護者はどんな人だろう」？

＊祖母の看病で忙しくて大変そう。虫歯の治療に行く時間がないのかな？
＊毎日お薬飲まないといけないんだな？　何か病気があるのかな？
＊歯磨きできる日は丁寧にみがくよう気をつけているんだな。
＊普段の飲みものはお茶にするなど、気にされて努力されているんだな。

（井上治子）

文献

1）全国歯科衛生士教育協議会監修：最新歯科衛生士教本 小児歯科（第2版）．医歯薬出版．2021.
2）歯科衛生士 2021年7月号．クインテッセンス出版．2021.
3）小方清和，小坂美樹 編著：歯科医院が関わっていくための障害児者の診かたと口腔管理．医歯薬出版．2021.
4）日本口腔衛生学会 フッ化物応用委員会 編：フッ化物応用の科学（第2版）．2018.
5）内川喜盛：保護者のギモンと治療のきほん もっと知りたい小児歯科．永末書店．2021.

2 歯周病の予防

① 障害児者の歯周病の現状

障害児者の口腔保健上の問題は、疾患や障害の種類と程度、ホームケアの状態などによって異なる。一般的な特徴としては、セルフケアによるプラークコントロールが困難な場合が多く、歯周病の罹患率が高い状況にある。

歯周病は、バイオフィルム中の歯周病原細菌が初発因子となって生じる感染症であり、さまざまな宿主の局所的因子や全身的因子、環境因子が修飾因子として複雑にかかわり影響することで病状が進行する多因子性疾患である。

障害児者の場合は、知的・精神・運動機能の遅れや障害により、歯周病の主因子で

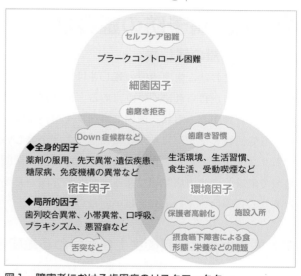

図1　障害者における歯周病のリスクファクター

ある細菌性プラークのコントロールは困難なことが多く、さらに局所的、全身的因子や環境因子が加わり、歯周病の罹患率を高めている（**図1**）。

局所的因子としては、歯列咬合異常や小帯異常、口呼吸、ブラキシズムや悪習癖等の力の問題、全身的因子としては、糖尿病等の全身疾患の合併、歯肉増殖を発現させることのある薬剤の服用[1-6]（**表1**、**図2**）、Down症候群[7-9]、Papillon-Lefèvre症候群等の遺伝疾患[10]（**表2**）など、の問題が挙げられる。環境因子としては、保護者の高齢化や通院の負担等、施設入所、食形態や栄養、食渣停留等の問題、家族の喫煙など、が挙げられる。

歯肉増殖

表1　薬物性歯肉増殖症を惹起する薬物

| 抗てんかん〈抗けいれん〉薬（フェニトイン） |
| カルシウム拮抗薬（ニフェジピン） |
| 免疫抑制薬（シクロスポリンA） |

（沼部幸博 他 編：歯科衛生士講座 歯周病学（第5版），50．永末書店．2021．より引用）

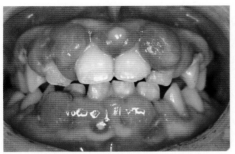

図2　抗てんかん薬（フェニトイン）による薬物性歯肉増殖
フェニトインによる薬物性歯肉増殖症の発症率は、服用者の約50%前後[4]に認められ、その好発年齢は10〜15歳とされている[4, 5]。歯肉増殖の程度はデンタルプラークとの相関性が指摘されており[6]、症状の改善ならびに再発防止には適切なプラークコントロールが重要である。

表2　歯周炎を随伴する先天異常・遺伝疾患
歯周病の重篤度が高いことで知られている。

| ① 家族性周期性好中球減少症 |
| ② Down症候群 |
| ③ 白血球接着能不全症候群 |
| ④ Papillon-Lefèvre症候群 |
| ⑤ Chédiak-Higashi症候群 |
| ⑥ 組織球症症候群 |
| ⑦ 小児遺伝性無顆粒球症 |
| ⑧ グリコーゲン代謝疾患 |
| ⑨ Cohen症候群 |
| ⑩ Ehlers-Danlos症候群（Ⅳ・Ⅷ型） |
| ⑪ 低ホスファターゼ症 |
| ⑫ その他 |

（日本歯周病学会 編：歯周治療の指針2015,11. 医歯薬出版．2016．より引用）

❷ 歯周病予防の重要性

1）歯周治療の難しさ

　障害児者における歯周治療の難しさは、知的機能やコミュニケーションの障害により協力が得られにくい点にある。例えば「頭や体が動いてしまう」などの不適応行動が認められ、歯周プローブを用いた検査や、鋭利なスケーラーを用いる処置などを安全にかつ正確に行うことが難しい。さらに、歯周病は再発するリスクが高いため、良好な状態の維持には長期的な支援が重要で、身近な地域で継続的に歯周病管理できる歯科医療体制が必要となるが、障害児者を受け入れる体制はいまだ十分とはいえない。

2）歯の保存と歯科衛生士がかかわる重要性

　障害児者にとって歯周病の罹患・進行や歯の喪失は、うまく話せない、食べられないといった口腔機能低下を招くばかりでなく、本来抱えている障害とは異なる二次障害の誘因となり、QOL（生命・生活・人生の質）を著しく損なう可能性がある。その実例をWHOのICF（国際生活機能分類）を用いて説明する[1]（図3）。

　7歳男児Aさんは、Down症候群［変調・疾病］による認知・運動機能の発達に障害が

Down症候群

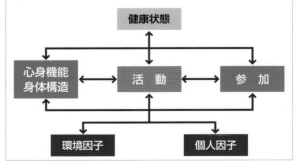

図3　WHOのICF（国際生活機能分類）

あり［心身機能・身体構造］、日常生活動作は介助下で、セルフケアの習慣はなく、触覚過敏による歯磨き拒否があり保護者によるプラークコントロールは行えない状況であった［活動の制限］。その結果、早期に歯周病（歯肉炎）を発症し［変調・疾病］、歯肉の発赤・腫脹による痛みのために［心身機能・身体構造］、歯磨きはさらに難しくなり、食べ物も特定の物しか食べられず、自傷行為や他害が増え［活動の制限］、発熱で学校も休みがちとなった［参加の制約］。また、歯科医院への通院も体調不良でキャンセルが多くなった［参加の制約］。このように歯周病が食生活に影響を及ぼし、さらに自傷・他害といった二次障害を招き、QOLを損なったのである。

　また障害者は、歯を喪失すると精密な印象採得が困難であったり、義歯を作成しても装着できなかったりと、補綴治療も難しいことが多く[11]、審美的・機能的な回復が望めず障害をさらに重くしてしまう可能性がある。障害児者にとって歯の保存は大変重要であり、小児期からの歯科衛生介入により歯周病を未然に防ぐこと、つまり"予防"がQOLを支えるためにはとても大切である。近年では、障害者の平均寿命の延伸による高齢化が進み、ますます歯周治療と予防のニーズが高まり、歯科衛生士の活躍が期待されている。

❸ 歯周病の予防

１）歯周病予防における歯科衛生士の役割

　歯周病の予防と治療の根幹は、初発因子となる歯周病原細菌のコントロールであり、歯肉縁上・縁下のプラークコントロールが重要である。プラークコントロールには、対象者自身が行うセルフケアと歯科衛生士が行うプロフェッショナルケアがあり、基本的にはセルフケアが最も重要となる。しかし障害児者の場合は、セルフケアならびに介助者によるケアも困難なことが多く、そのような場合ではプロフェッショナルケアの比重が高くなり、その質が歯周病予防に大きく影響していく。

　歯科衛生士は、対象者のホームケアの状況の把握とともに、修飾因子となる局所的因子や全身的因子、環境因子を把握し、歯周病を発症・重症化しやすいリスクファクターがある場合には、早期よりかかりつけ歯科医を確保し、定期的に予防管理していくことの必要性について十分にモチベーションすることが大切である。そして、歯周病の発症を未然に防ぐ第一次予防がより重要となるため、ライフステージを通して長期的に健康を支援していく。

２）歯周病予防の方法

　障害児者の歯周病予防では、まず医療者側が歯周病の正しい知識と障害に対する理解を深める必要がある。そして、ホームケアとプロフェッショナルケアによるプラークコントロールで歯周組織を良好に維持する必要がある。

プラークコントロール

（1）ホームケア

①セルフケア

　歯科保健指導の目的は、自分の健康を自ら守り、健康で質の高い生活が送れるよう支援することにある。それは障害者にとっても同様であり、障害を抱えていてもその人のもつ能力を最大限に発揮し、自立的に生きる力を身につけ、生涯を通じて健康で豊かな人生が送れるよう支援する。障害児者にとって口腔衛生習慣の確立やセルフケアの能力を高めることは、対象者の能力や機能を維持・向上させ、自らの健康と生きる力を育み、生き生きと充実した生活につなげていくことができる。

　セルフケア能力の向上には、個々のニーズ（意思や要望、障害など）に合わせた口腔清掃方法の検討が大切である。そして、簡単な課題からスモールステップで進める必要があり、運動機能障害がある場合には、その機能を代償する清掃用具を選ぶことも重要である。

口腔清掃方法
8章「2 障害者のブラッシング指導」参照。

②介助者によるケア

　セルフケアによるプラークコントロールが困難な場合、介助者によるケアが必要となる。介助者による口腔のケアを支援する際は、キーパーソンを見つけ、介助者のライフステージ（年齢、生活環境、時間的余裕など）やニーズ（困っていること、要望）、歯科保健に関する意識や知識などを把握し、無理なく可能なことから、少しずつ進めていく。触覚過敏が残存している場合や歯肉に炎症がある場合は、歯磨き拒否がみられることもあるため、歯磨き拒否の要因を探り、個々に応じた指導計画を立案する（8章「1障害者の口腔ケアと健康管理」参照）。また、対象者が施設入所の場合は、施設における歯科保健に対する取り組み体制や施設職員の勤務状況、そして意識や知識などが口腔衛生状況に影響するため、一方的な押し付けの指導にならないように注意する。

（2）プロフェッショナルケア

　ホームケアで口腔衛生状態を良好に保てない場合では、プロフェッショナルケアが大変重要となる。対象者が十分にプラークコントロールできない部位に対しては、プロフェッショナルトゥースクリーニング（PTC）、あるいはプロフェショナルメカニカルトゥースクリーニング（PMTC）を行う[12]。プロフェショナルケアは、対象者の障害や全身状態を把握し、いかに痛みを与えずに質が高く安全に行えるかが、口腔の健康を維持・増進していくうえで重要となる。

　PMTCやスケーリングを行う際は、"痛くない""気持ちが良い"といったポジティブな印象を与えられるように、行動療法を用いて慎重に進める必要がある。まずは、口腔衛生状態と歯周組織をよく観察し、歯肉縁上・縁下プラークおよび歯石の沈着状況を把握する（図4）。次に、歯ブラシ→ミラー→ポリッシングブラシ→必要に応じてスケーラーと、日常的に見慣れた刺激の低いものから徐々に高いものへと慣らしていく（図5）。

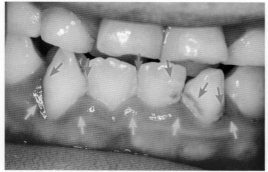

図4　Down 症候群のある男児の口腔内写真
Down 症候群は、歯周病の早期発症や重症化、歯の早期喪失リスクが高まることが報告されている。本症例は、介助者による歯磨き拒否がみられ、全顎的にプラークと歯石沈着が認められる。
歯肉縁上歯石（青矢印）：歯面に白色または黒色に沈着している。
歯肉縁下歯石（黄矢印）：歯肉の発赤・腫脹が認められ、歯肉が赤黒く透けて見える。

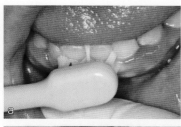
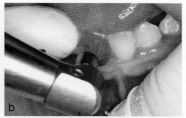
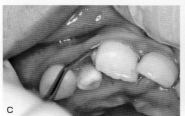
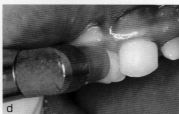

図5　行動療法を用いたプロフェッショナルケア
a：見慣れた歯ブラシ（弱い刺激）から導入する。b：Tell-Show-Do 法を用い、ポリッシングブラシによる歯肉縁上のプラークコントロール。c：炎症が少ない部位から徐々に炎症の強い部位の歯肉縁下プラークや歯石を除去する。d：最後は微粒子のペーストとラバーカップで歯肉縁下１〜３mm のプラークも残さず除去し、プラークの再付着防止を目的とした PMTC で仕上げる。

（石井里加子）

文献

1）沼部幸博，齋藤 淳，梅田 誠：歯科衛生士講座 歯周病学（第5版），50，217-218．永末書店．2021．
2）森 貴幸，武田則昭 他：障害者歯科受診患者が常用する薬剤に関する実態調査．－顎口腔領域に影響する副作用および相互作用の可能性について－；障歯誌 27：566-574，2006．
3）石井里加子，関野 仁，重枝昭広：てんかんならびに運動機能障害を伴う薬物性歯肉増殖症患者の13年間の治療経過；日歯周誌 51（3），269-278，2009．
4）足立ちあき，森崎市治郎 他：抗けいれん薬の服用あるいは歯肉肥大症とう蝕に関する臨床的観察；障歯誌 11：43-49，1990．
5）Esterberg HL, White PH：Sodium Dilantin gingival hyperplasia.；J Am Dent Ass, 32：16-24，1945．
6）Hassell T, O'Donnell, J, Pearlman J, et al：Phenytoin-induced gingival overgrowth in institutionalized epileptics. J Clin Periodontol, 11：242-253，1984．
7）和泉雄一，的場弘一 他：ダウン症候群患者における歯周疾患と好中球機能に関する研究；口腔病会誌 53（4）：689-698，1986．
8）穂坂一夫，小柴慶一 他：ダウン症候群における歯周疾患罹患状況 - 第Ⅰ編 ダウン症候群と健常者との比較 -；障歯誌 16（2）：161-165，1995．
9）穂坂一夫，小柴慶一 他：ダウン症候群における歯周疾患罹患状況 - 第Ⅱ編 ダウン症候群の各年代間での比較 -；障歯誌 16（2）：166-171，1995．
10）日本歯周病学会編：歯周治療の指針 2015，11．医歯薬出版．2016．
11）小笠原正，川村克己 他：心身障害者における歯の喪失状況と補綴状況について；障歯誌，6：29-40，1985．
12）日本歯周病学会 編：歯周病の検査・診断・治療計画の指針 2008，36．医歯薬出版．2009．

やってみよう

以下の問いに○×で答えてみよう（解答は巻末）

1. 歯科医療機関でのフッ化物の歯面塗布は、家庭でのフッ化物配合歯磨剤等の利用と併用はできない。

2. 障害児者では、歯ブラシが思うように動かせない、当てられないなどにより歯磨きの自立が難しい場合がある。

3. 障害児者では、口腔を触られることへの抵抗や保護者・介助者の状態で、十分な口腔清掃が難しい場合がある。

4. 障害児者には、わかりやすい表現や模倣、手添え磨き、絵カードなどを用いると有効である。

5. う蝕予防には、歯科医療機関でのフッ化物の歯面塗布を一度行えばそれでよい。

6. う蝕予防には、食生活習慣の改善（間食の内容、量、回数など）も重要となる。

7. シーラントは、う蝕に罹患している歯にも行える予防処置である。

8. う蝕予防指導を行う際には、患者、保護者、介助者の背景や思いにも目を向けることが大切である。

9. 障害児者の歯周病の主因子は、全身的因子である。

10. 障害児者における歯周病は、QOLを低下させる可能性がある。

11. Down症候群は、早期に歯周病を発症し重症化しやすい。

12. フェニトイン服用者の約半数は、薬物性歯肉増殖症がみられる。

13. 障害児者の歯周治療は、一度治癒すれば安定して維持できる。

14. 障害児者の歯周病予防は、早期にかかりつけ歯科医をもち長期的に支援する必要がある。

15. 障害児者の歯周病予防は、ホームケアとプロフェッショナルケアによるプラークコントロールが重要である。

16. 障害児者に対するプロフェショナルケアは、痛みを与えずに行うことが重要である。

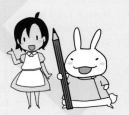

第11章
医療連携と福祉との連携

1. 医療連携と連携医療

①医療連携

②連携医療

③障害者関連の他職種

2. 他の機関への依頼、紹介状、訪問診療

3. 障害福祉サービス事業所と歯科衛生士

①歯科医療機関への受診と障害福祉サービス利用

②障害福祉サービス事業所との連携

1 医療連携と連携医療

おぼえよう

①障害者歯科における障害者歯科センターと診療所間での連携を、医療連携という。
②障害者歯科にかかわるさまざまな医療・福祉職がチーム医療を形成する。
③医療的ケア児者の増加に伴い小児在宅歯科診療の必要性が高い。

1 医療連携

　地域の歯科医療機関が受け容れた障害者に、行動上の問題や呼吸など全身状態の管理、あるいは専門性を必要とする疾患があったため、紹介状を添えて二次、三次の歯科医療機関へ紹介することがある。これを病院と診療所との連携から病診連携という。さらに、行動管理、治療や診断内容の専門性、処置の難易度などから、診療所と他の診療所間で連携することや、障害者歯科センターと診療所間で連携することもある。このような連携を医療連携という。

　医療連携は、専門医療機関から地域の診療所への連携が求められることもある。たとえば、全身麻酔下での歯科治療が終了したあと、日常の管理を地域の歯科診療所へ依頼することもある。この高次医療機関から地域への連携は、地域医療にとって大切な連携であり、障害者福祉でいう地域移行と同じ考えである。ノーマライゼーションの考えで、日常的に歯科保健管理を日常生活のなかの歯科医療機関で支援するという考えである。

病診連携
医療連携

2 連携医療

　障害者の歯科医療は、医療の分野だけで完結しない。たとえば、日常的な歯科保健の維持は保護者や施設職員の支援を必要とする。つまり、福祉の現場やプログラムにつなぐことで、一人ひとりに必要な歯科保健が維持できることになる。この医療機関と福祉とのつながりのなかで進められる障害者歯科医療を連携医療と呼ぶ。厚生労働省はチーム医療の大切さを唱えており、地域の歯科医師が1人で解決するのでなく、必要なチームを組んで医療の質を維持することの大切さを唱えている。また、要介護高齢者や障害者に対して質の高い治療やケアを提供するため、さまざまな機関や専門職（次項参照）による多職種連携が求められる。障害者歯科では多くの福祉サービスを統合し、顔の見える関係づくりを進めながら、円滑な日常生活上の支援を行うことが目的になる。

連携医療

多職種連携

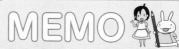

連携医療

例1 保護者が高齢者となり、子どもである自閉スペクトラム症者が歯科医院へ通院するための介助ができなくなった。そのため、福祉サービスのなかの行動支援を利用し、自閉スペクトラム症をよく知っている福祉サービスの職員が患者に付き添って歯科受診を支援した。そのことで、いつもと同様に口腔清掃が可能となり、健康維持を続けることができた。

例2 乳児期から管理している2歳11か月の幼児の様子から、発達に問題があることにかかりつけ歯科の歯科衛生士が気づき、院長に相談した。言葉が遅いだけでなく、行動を見ても落ち着かず医院の中を走り回っていた。院長は歯科衛生士と相談し、来月3歳児歯科健康診査（3歳児健診）があることに気づき、言葉が遅いことを気にしていた母親に、3歳児健診でそのことを相談できるように連絡しておくことの了解を得て、健康福祉センターの健診担当者に歯科での様子を伝えた。これにより、3歳児健診時に発達心理担当者と面談し、神経発達症（発達障害）であることがわかり、早期療育につながった。

❸ 障害者関連の他職種

障害者関連の他職種

①**医師**：医科・歯科連携の最も重要な役割をになっている。大部分の障害児者は医師が主治医であることが多く、歯科治療にあたり主治医との情報交換（対診）は必要である。医師も内科、小児科、精神科、整形外科、児童精神科、リハビリテーション科などさまざまな専門領域があり、細分化されている。

医師

②**看護師、保健師**：障害児者の医療や介護にかかわり、特に施設の看護師としての役割は重要である。介護職などに対して、医療的ケアあるいは看護などへの指導的な役割もになっている。歯科衛生士が不在の施設や病院では、口腔ケアを中心とした保健・衛生の管理を行っている。

看護師
保健師

③**栄養士、管理栄養士**：施設や病院に入所や入院している傷病者や障害者に対して、全身状態や活動状態にあわせた栄養管理と指導を行う。摂食嚥下障害の患者や高齢者に対して、食事内容、食形態、調理法などについて専門的に指導や助言を行う。

栄養士
管理栄養士

④**理学療法士（PT：physical therapist）**：理学療法を行うリハビリテーションの専門職である。福祉用具の選定や住宅改修、在宅ケア、生活習慣病の予防などの業務も含まれる。

理学療法士

⑤**作業療法士（OT：occupational therapist）**：日常生活の基本的な活動や、手芸・工芸・絵画・園芸といった作業活動を用いて、機能の回復・維持をサポートするリハビリテーションの専門職である。

作業療法士

⑥**言語聴覚士（ST：speech-language-hearing therapist）**：言葉の発達の遅れ、脳卒中後の失語症、口唇・口蓋裂の構音障害などに対応する。摂食嚥下障害に関係する口腔機能の評価・診断を行うために、歯科医療関係者と連携することが多い。

言語聴覚士
→ p.164 MEMO「言語聴覚士」参照。

⑦**社会福祉士**：ソーシャルワーカーの国家資格であり、高齢者・障害者・児

社会福祉士

童などのすべての領域を対象とした相談援助などの社会福祉業務に携わる
福祉専門職である。

⑧**精神保健福祉士**：精神科病院その他の医療施設において、精神障害の医療
　を受けている人、または精神障害者の社会復帰の促進を目的とする施設を
　利用している人に対して、相談・助言・指導・訓練その他の援助を行う国
　家資格の福祉専門職である。

精神保健福祉士

⑨**介護福祉士**：ケアワーカーの国家資格であり、高齢者・障害者の入浴・排
　泄・食事などの直接的な介護と、高齢者・障害者本人および家族などの介
　護者を対象とした介護指導を行う福祉専門職である。

介護福祉士

⑩**介護支援専門員（ケアマネジャー）**：介護保険法に基づいて定められた、ケ
　アマネジメントの専門職。

介護支援専門員（ケアマネジャー）

⑪**その他**：相談支援専門員、ホームヘルパー、障害者ガイドヘルパー、生活
　指導員、児童相談員、児童自立支援相談員、民生委員、ケースワーカー、
　福祉司、身体障害者相談員、社会福祉施設介護職員など、多くの福祉関連
　の職種が挙げられる。教育関連職として、保育士、特別支援学校教員、養
　護教諭、心理療法士、臨床心理士などがある。

2 他の機関への依頼、紹介状、訪問診療

①医科医療機関への依頼

　照会文書は、患者の背景や主訴、歯科的問題点と治療内容の予定などを記載
のうえ、医科医療機関への問い合わせの内容をわかりやすく記載する。具体的
には、内科疾患名、障害名、臨床検査値、既往歴、現在の全身状態および服用
薬剤などを問い合わせる。

医科医療機関への依頼
照会文書

②歯科医療機関への依頼

　歯科医療機関への依頼は、紹介元と紹介先への医療機関の機能によって対応
が分かれる。一次医療機関である一般歯科診療所から二次・三次医療機関への
依頼は、その内容を明確にして紹介状を作成する。すなわち、一般歯科診療所
での対応が困難な障害や多発う蝕などの口腔内状況により、全身麻酔下もしく
は全身管理が必要な場合など、その旨を記載したうえで紹介する。

歯科医療機関への依頼

紹介状

　逆紹介システムが平成 24 年度の保険診療で導入され、二次医療機関で定期
健診中の障害者を、一次医療機関に紹介するケースが多い。

逆紹介システム

③福祉関係機関への依頼

　福祉関係機関へは、障害児者の口腔管理や、摂食嚥下への対応や支援を依頼
することが多い。そのために、歯科医師や歯科衛生士からは、普及型の口腔ケ
アに関する教育、情報および具体的方法の提供、専門的口腔ケアの提供、口腔

内状況の情報提供などが求められる。

④小児の訪問・在宅診療

　近年、重い障害のある医療的ケア児が急増しており、小児在宅歯科診療への対応が求められている。医療的ケアとは痰の吸引（口腔内、鼻腔内）、気管カニューレからの吸引、経鼻経管栄養法による栄養注入、胃瘻および腸瘻からの栄養注入などで、医療技術の進歩に伴い医療的ケア児が2019（令和元）年に約2万人と急増している。小児在宅歯科診療は主に口腔健康管理を中心に、歯科疾患の重症化予防を積極的に行う。具体的に歯磨き介助や支援、歯石除去（**図1**）などを

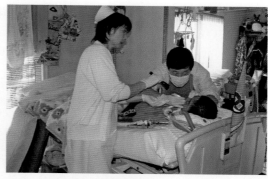

図1　小児在宅歯科診療の現場
気管切開による人工呼吸器管理および胃瘻導入中の医療的ケア児。

行い、家族や介護者による口腔ケアへの負担の軽減も図る。

（玄　景華、岩瀬陽子）

文献

1）角 保徳，西田 功：高齢者歯科医療の確立を―医療連携の必要性―．日歯医師会誌 2009；62（2）：17-20.
2）長田 豊：地域における障害者歯科，障害者歯科とチーム医療の役割および関連職種．日本障害者歯科学会編：スペシャルニーズ デンティストリー 障害者歯科，25-32，医歯薬出版．2009.
3）玄 景華：医療的ケアを必要とする児・者．一般社団法人日本口腔ケア学会編：スペシャルニーズのある人へ ライフステージを考えた口腔ケア．口腔保健協会．242-268, 2018.

---

3 ｜ 障害福祉サービス事業所と歯科衛生士

おぼえよう

①歯科衛生士は、障害福祉サービスについて理解し、障害者の家族へ歯科受診時の福祉サービス利用のために正しい情報提供を行う。

②高齢障害者では、日常的な口腔ケアを介護予防のなかで行うが、介護保険や高齢者福祉サービスの制度を知らない高齢障害者も多く、その場合、地域包括支援センターと連携し、必要な口腔ケアに対応する。

③歯科衛生士は、日常的な歯科保健の支援を目的に、障害福祉サービス事業所へ口腔内の状況について情報提供を行う。

　2013（平成25）年4月より、**障害者総合支援法**（旧障害者自立支援法）が施行されている。障害者総合支援法は、障害者が障害の程度や心身の状態などに応じて受けられる福祉サービスを定め、地域社会における共生の実現に向けて、障害のある人の日常生活および社会生活を総合的に支援するための方法を定め

障害者総合支援法

たものである[1]。障害者は日常的に多くの障害福祉サービス（**表1**）を利用し生活している。

表1　障害者総合支援法における障害福祉サービス

分類	サービス	内容
介護給付	居宅介護（ホームヘルプ）	自宅で、入浴、排泄、食事の介護などを行う
	重度訪問介護	重度の肢体不自由者で常に介護を必要とする人に、自宅で、入浴、排泄、食事の介護、外出時における移動支援などを総合的に行う
	同行援護	視覚障害により、移動に著しい困難を有する人に、移動に必要な情報の提供（代筆、代読を含む）、移動の援護などの外出支援を行う
	行動援護	自己判断能力が制限されている人が行動するときに、危険を回避するために必要な支援、外出支援を行う
	重度障害者等包括支援	介護の必要性がとても高い人に、居宅介護など複数サービスを包括的に行う
	短期入所（ショートステイ）	自宅で介護する人が病気の場合などに、短期間、夜間も含め施設で、入浴、排泄、食事の介護などを行う
	療養介護	医療と常時介護を必要とする人に、医療機関で機能訓練、療養上の管理、看護、介護および日常生活の世話を行う
	生活介護	常に介護を必要とする人に、昼間、入浴、排泄、食事の介護などを行うとともに、創作的活動または生産活動の機会を提供する
	障害者支援施設での夜間ケアなど（施設入所支援）	施設に入所する人に、夜間や休日、入浴、排泄、食事の介護などを行う
	共同生活介護（ケアホーム）	夜間や休日、共同生活を行う住居で、入浴、排泄、食事の介護などを行う
訓練等給付	自立生活援助	障害者の理解力、生活力などを補う観点から、一定期間、定期的な巡回訪問や随時の対応により、適時のタイミングで、適切な支援を行う
	自立訓練（機能訓練・生活訓練）	自立した日常生活または社会生活ができるように、一定期間、身体機能、または生活能力の向上のために必要な訓練を行う
	就労移行支援	一般企業などへの就労を希望する人に、一定期間、就労に必要な知識および能力向上のために必要な訓練を行う
	就労継続支援（A型＝雇用型、B型＝非雇用型）	一般企業などでの就職が困難な人に働く場を提供するとともに、知識および能力向上のために必要な訓練を行う
	共同生活援助（グループホーム）	夜間や休日、共同生活を行う住居で、相談や日常生活の援助を行う
地域生活支援事業	移動支援	円滑に外出できるように移動を支援する
	地域活動支援センター	創作的活動または生産活動の機会の提供、社会との交流などを行う施設
	福祉ホーム	住居を必要としている人に、低額な料金で居室などを提供するとともに、日常生活に必要な支援を行う

（山内一永：最新版 図解 障害者総合支援法早わかりガイド，62-63，日本実業出版．2018．）

① 歯科医療機関への受診と障害福祉サービス利用

　近年、障害者のなかには、障害福祉サービスを利用し、ホームヘルパーなどと一緒に歯科医療機関を受診する者が見受けられるようになった。障害福祉サービスを利用し継続的に歯科受診をすることは、障害者の口腔の健康を維持増進させるために有用[2]である。

　障害福祉サービスでの歯科医療機関への受診時に利用可能なサービスは、重度訪問介護、重度障害者等包括支援、同行援護、行動援護、移動支援事業など

がある。歯科衛生士は障害福祉サービスについて理解し、障害者の家族へ、歯科受診時の福祉サービスの利用のために正しい情報提供を行う。また、障害福祉サービスの利用状況を把握することは、障害者の生活環境を知る手かがりとなり、効果的な歯科保健指導にも役立つ。そのためには、歯科衛生士、障害福祉サービス事業所のホームヘルパー、保護者（家族）との連携が必要である。

② 障害福祉サービス事業所との連携

　日常生活における障害者の口腔の健康の維持増進は、毎日の生活のなかで障害者にかかわる種々の人たちが連携することによって効果的な歯科管理が可能とされている[3]。

　福祉サービス事業所（以下、事業所とする）入所支援やケアホーム、グループホームなどの障害福祉サービスを利用している利用者のなかで、口腔内の清掃状態が劣悪なケースに遭遇する。口腔内の清掃状態は、事業所の方針、事業所職員の人数や勤務状況、口腔保健に対する認識や意識などによって影響を受ける。歯科衛生士は利用者やその保護者の了解を得て、日常的な歯科保健の支援を目的に、事業所へ口腔内の状況について情報提供を行うことが大切である。

（寺田ハルカ）

文献

1）山内一永：最新版 図解 障害者総合支援法早わかりガイド，14,62-63，日本実業出版．2018.
2）村久木真実 他：障害児・者は歯科通院にどんな福祉サービスを利用しているか；障歯誌 34（2），136-141，2013.
3）溝越啓子：障害者の口腔保健管理；全国歯科衛生士教育協議会監修：最新歯科衛生士教本 障害者歯科（第1版），124，医歯薬出版．2008.

やってみよう

以下の問いに○×で答えてみよう（解答は巻末）

1. 地域の歯科医療機関から紹介状を添えて二次、三次の歯科医療機関へ紹介することを病診連携という。

2. 連携医療とは、患者を中心として医療機関その他の社会資源が連携することである。

3. 障害者歯科に関連する多職種に、保育士がある。

4. OTとは理学療法士のことで、理学療法を行うリハビリテーションの専門職である。

5. STとは聴こえとことばの訓練士であり、摂食嚥下の訓練も行う。

6. 地域の障害者歯科医療では、福祉との連携は必要ない。

7. 障害者総合支援法は、障害者が障害の程度や心身の状況に応じて受けられる福祉サービスを定めている。

8. 福祉サービスの一つである行動支援は、障害者の歯科受診時に使うことが可能なサービスである。

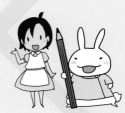

索引

あ

アイスマッサージ　162
亜鉛欠乏　46
悪性症候群　95
アスペルガー症候群　54
アテトーゼ型　39
アフタ性潰瘍　62
アペール症候群　50
安全性　132
安楽性　132
医科医療機関への依頼　186
易感染性　126
異型狭心症　107
易骨折　42
医師　185
意識レベル　101
胃食道逆流症　44
一次医療機関　14
一次救命処置（BLS）　109
一次性　120
一過性脳虚血発作　107
遺伝性疾患　31
医療安全　11
医療関連感染　110
医療的ケア児　14
医療面接　72
医療連携　12, 184
陰性症状　51
インチュニブ　56
咽頭期　156
う蝕予防指導　174
うつ熱　95
うつ病　26, 52
運動　128
運動強度（METs）　97
運動ニューロン　61
エアロゾル　110
栄養士　185
鉛管現象　39
嚥下造影検査　158
嚥下反射　89
遠城寺式乳幼児分析的発達検査法　29
嘔吐　30
おうむ返し　55
オーラルディスキネジア　62
オペラント条件付け法　117
音声・言語障害　25
音声障害　166

か

外陰部潰瘍　62
開口器　122
介護支援専門員（ケアマネジャー）　186
介護福祉士　186
介助者の背景　173
改訂水飲みテスト（MWST）　158
概念化能力　30
カウント法　116

過食症　65
家庭環境　173
家庭血圧　99
過敏　160
ガムラビング　161
感音性　45, 165
感覚運動　127
感覚過敏　55
感覚器障害　44
眼球突出　50
環境面のアプローチ　132
眼瞼裂斜上　32
看護師　185
カンジダ菌　126
眼症状　62
間接的他害　32
感染経路　110
感染性心内膜炎　127
感染予防　111
肝臓機能障害　46
緘黙　167
管理栄養士　185
キアリ奇形　42
記憶障害　58
器質的口腔ケア　126
気道閉鎖　49
機能障害の診断　11
機能的口腔ケア　126
機能の3領域　128
機能面のアプローチ　133
気分障害　26
逆紹介システム　186
客観的情報（O）　146
救急薬品ノート　102
吸啜窩　157
球麻痺　61
救命の連鎖　104
仰臥位　132
驚愕反射　40
強剛（固縮）型　39
狭心症　107
矯正視力　24
協調運動　127
強直間代発作　105
強度行動障害　32
拒食症　65
筋萎縮　159
筋萎縮性側索硬化症（ALS）　25, 61
緊急対応マニュアル　102
筋強直性　41
筋緊張の低下　32
菌血症　127
筋ジストロフィー　25, 41
空間認知　134
空気感染　110
口すぼめ呼吸　106, 159
口尖らせ反射　61
くも膜下出血　107

クルーゾン症候群　50
経管栄養　43
計算障害　56
継続的な健康管理　11
痙直型　39
頸椎の不安定性　32
系統的脱感作法　76, 116
経皮的動脈血酸素飽和度（SpO₂）　89, 106
頸部聴診法　158
幻覚　51
限局性学習症（SLD）　27
健康管理　74
言語訓練　48
言語症　165
言語聴覚士　164, 185
幻視　51
原始反射　138, 157
幻聴　51
誤飲　109
構音障害　48, 166
口蓋裂　166
抗凝固薬　106
抗菌剤の前投与　32
口腔衛生管理　141
口腔期　156
口腔ケア　160
口腔健康管理　153
口腔保健センター　10
膠原病　62
合指症　50
高次脳機能障害　57, 166
拘縮　159
咬傷　45
恒常性　94
口唇訓練　160
口唇閉鎖　157
口唇裂・口蓋裂　48
構造化　33, 55, 118
巧緻性　139
行動管理　74
行動調整　11, 116
咬反射　40, 139
誤嚥　109, 139
誤嚥性肺炎　127
誤学習　128
呼吸器機能障害　46
呼吸不全　106
国際障害分類　4
国際生活機能分類　4
個人防護用具　110
骨形成不全症　42
骨粗鬆症　42
コロトコフ音　99
コンサータ　56

さ

座位　132
最善の利益　11
在宅酸素療法　106
サイレース　88
作業療法士　185
三次医療機関　14
三肢麻痺　39
酸蝕症　44
酸性食品　30
ジアゼパム　88，105
シーソー呼吸（外奇異呼吸）　99
シーラント　175
シェーグレン症候群　63
歯科医師会立歯科保健センター　12
耳介の低位　32
歯科医療機関への依頼　186
歯科衛生アセスメント　144
歯科衛生介入　144
歯科衛生過程　144
歯科衛生計画立案　144
歯科衛生診断　144
歯科衛生評価　144
視覚支援　118
視覚障害　24，43，44
視覚的なコミュニケーション　129
視覚優位　137
歯科疾患の診断　11
歯科診療特別対応加算　5
歯科保健管理計画　73
歯科保健行動　126
歯科保健への支援　11
自己免疫疾患　63
四肢麻痺　39
自傷　32
自浄作用　126
自傷他害　51
姿勢緊張調整パターン　40，139
姿勢の安定　139
肢体不自由　25
失語症　59，166
失調型　39
歯肉増殖　177
自閉スペクトラム症（ASD）　27，54
社会的障壁　2
社会福祉士　185
ジャックナイフ現象　39
重症心身障害　43
周辺症状（BPSD）　52
主観的な情報（S）　146
準備（咀嚼）期　156
情意　128
障害者基本法　2
障害者権利条約　4
障害者歯科　10
障害者総合支援法　4，187
紹介状　186
照会文書　186
小下顎症　49
上顎骨の低形成　50
小腸機能障害　46
象徴モデル　117

衝動性　55
小児期発症流暢症（吃音）　167
静脈内鎮静法　88
食道期　156
書字障害　56
自律神経障害　61
心筋虚血　107
心筋梗塞　107
神経性食欲不振症　65
神経発達症　27，165
診察室血圧　99
シンシナティ病院前脳卒中スケール　108
心身症　27
心臓機能障害　46
腎臓機能障害　46
心臓血管疾患　127
身体障害　34
身体障害者　24
身体障害者手帳　2，24
心肺運動負荷試験（CPX）　47，97
深部静脈血栓症　106
心房細動　108
心理面のアプローチ　133
診療録　102
随意な体動　119
遂行機能障害　58
錐体外路症状　51
睡眠障害　61
ストラテラ　56
スペシャルニーズ歯科　10
スモールステップ　31，76
生活支援　11
生活の困難さ　28
成人嚥下　157
精神障害者保健福祉手帳　27
精神保健福祉手帳　2
精神保健福祉士　186
清掃効率　129
正の強化因子　77，117
生命現象（バイタルサイン）　94
舌訓練　160
舌根沈下　49
接触感染　110
切迫性　119
セミファーラー位　132
セルフケア　127，173，180
線維束性収縮　61
先行（認知）期　156
前歯咬합訓練　163
全身管理　74，94
全身性エリテマトーデス（SLE）　62
先天異常　31
先天性心疾患　32，47
先天性風疹症候群　45
先天性無痛症　45
先天性無痛無汗症　45
尖頭合指症　50
せん妄　52
専門的（プロフェッショナル）口腔ケア　127
双極性障害　26，52

早期老化傾向　32
象牙質形成不全　42
側臥位　132

た

タイムアウト法　117
多職種連携　184
脱感作　44
脱臼　56
多動性　55
田中ビネー式知能検査　29
単麻痺　39
チアノーゼ　95，106
地域医療　11
窒息　109
知的能力障害　26，28，165
注意欠如・多動症（ADHD）　27，55
注意障害　58
中核症状　52
中枢神経　35
中途失聴　45
超音波検査　158
聴覚障害　43，45，165
聴覚障害・平衡機能障害　25
重複障害　47，94
直接的他害　32
定期健診・リコール　173
低緊張（弛緩）型　39
定頸　29
低酸素症　106
伝音性　45，165
伝音難聴　49
てんかん発作　105
デンタルネグレクト　78
デンチャープラーク　126
天疱瘡　63
同意書　120
頭蓋冠状縫合の早期　50
頭蓋顔面異骨症　50
頭蓋縫合の早期癒合　50
統合失調症　26
糖尿病　127
トークンエコノミー法　117，136
トータルコミュニケーション　45
読書障害　56
特別支援学校　151
特別な配慮　10
ドライアイ　63
ドライマウス　63
トリチャー・コリンズ症候群　49
ドルミカム　88
トレーニング　76

な

内視鏡検査　158
内部障害　25，46
生モデル　117
喃語　30
難治性てんかん　43
難聴　45
難病　60
ニコルスキー現象　63

二次医療機関　14
二次障害　30
日常的な口腔ケア　127
ニトログリセリン　107
二分脊椎　42
日本版デンバー式発達スクリーニング検
　　査　29
乳児嚥下　157
認知　128
認知機能　52
認知症　26
認定歯科衛生士制度　10
脳血栓　107
脳性麻痺　35, 38, 166
脳塞栓　107
脳卒中　107
脳内出血　107
能力面のアプローチ　133
ノーマライゼーション　3

は
パーキンソン症候群（パーキソニズム）
　　61
パーキンソン病　61
バイオフィルム　126
肺機能検査　47
肺血栓塞栓症　106
背部叩打　109
ハイムリック法　109
白衣高血圧　100
破折　56
バッグバルブマスク　103
発達検査　76
鼻マスク　87
パニック　55
歯の酸蝕　30
パプースボード　121
パルスオキシメータ　95
バンク・ミケルセン　3
反射抑制体位　40
反芻　30
ハンズオンリー CPR　104
半側空間無視　59
非言語コミュニケーション　54
ビスホスホネート　48
非代替性　120
皮膚症状　62
飛沫感染　110
描画　129
表出言語　164
標準予防策（スタンダードプレコーショ
　　ン）　110
病診連携　184
ファーラー位　132
フードテスト　158
フェイスマスク　87, 103
フェニトイン　65
フォーハンドシステム　78
負荷心電図　97
福祉機関　11
福山型　41
不顕性誤嚥　44

不随意運動　39
不随意的な体動　119
不注意　55
フッ化物　174
フッ化物歯面塗布　175
負の強化因子　117
プラークコントロール　179
ふらつき　88
フルニトラゼパム　88
ブローイング訓練　159
プロフェッショナルケア　174, 180
プロフェッショナルトゥースクリーニン
　　グ（PTC）　180
プロフェッショナルメカニカルトゥース
　　クリーニング（PMTC）　180
プロポフォール　90
平衡機能障害　46
ベーチェット病　62
偏食　54
片麻痺　39
膀胱・直腸機能障害　46
ホームケア　180
保健師　185
保護者　176
保護床　45
捕食訓練　163
補聴器　45
ホッツ床　48
哺乳障害　48
ホリゾン　88

ま
末梢神経　35
マンシェット　99
慢性呼吸不全　106
慢性閉塞性肺疾患　106
未学習　128
味覚障害　46
ミダゾラム　88
無（減）汗型外胚葉異形成症　49
むせ　44, 89
めまい　46
メンデルゾーン手技　161
妄想　51
モニタリング　94, 102
模倣（モデリング）　134

や
薬物性歯肉増殖症　65
癒合　50
陽性症状　51
四大症状　61

ら
理解言語　164
理学療法士　185
リスク管理　74
リスクマネジメント　94
立位　132
流涎　62
療育手帳　76
両眼開離　32

両麻痺　39
レストレイナー　121
レスポンスコスト法　117
レディネス　116
連携医療　184
聾　45
労作性狭心症　107
ロバン連鎖（ピエールロバン症候群）
　　49

わ
ワルファリン　106

欧文
AAC　114
AED　103
ALS　104
Becker 型　41
CO_2 ナルコーシス　47
COVID-19　111
CPR　104
Down 症候群　32, 178
DSM-5　26, 28
Duchenne 型　41
Hugh-Jones の分類　47, 97
ICD-10　26
JCS（Japan Coma Scale）　101
K-point 刺激　77
L- ドパ製剤　62
NYHA 心機能分類　47, 97
OHAT-J　152
on-off 現象　62
PECS　75, 119
QOL の向上　127
ROM　159
SpO_2　95
TEACCH プログラム　75, 118
Tell-Show-Do 法（TSD 法）　116
TLC（tender loving care）　116
Wearing-off 現象　62
WISC- Ⅳ　29

数字
5 期モデル　156
21 番染色体トリソミー　32

やってみようの解答

章＼問題の番号	1	2	3	4	5	6	7	8	9	10	11	12	13	14	15	16	17	18	19	20	21	22	23	24	25	26	27	28	29	30
1	○	○	○	○	○	○	○	×																						
2	○	○	○																											
3	○	○	×	○	○	○	○																							
4	○	○	○	○	○	○	○	×	○	×	○	×	○	×	×	○	×	○	○	×	○	×	×	×	○	○	×	×	○	○
5	×	○	○	○	×	○	○	○	×	○	○	×	○	○	○	×	○	○	×	○	×	○	○	○						
6	×	○	×	○	○	○	×	○	○	×	○	○	×	○	○	○	×	○												
7	×	○	×	○	○	×	○	×																						
8	×	○	○	○	○	○	○	×	○	×	○	○	○	×	○	○	×	○	×	○	○	×								
9	×	○	×	○	○	○	×	○	○	○	×	○	×	○	○	○	×	○	○	×										
10	×	×	○	○	×	○	○	○																						
11	○	○	○	×	○	○	×	○																						

この度は弊社の書籍をご購入いただき、誠にありがとうございました。
掲載内容に更新や訂正があった際は、弊社ホームページ「追加情報」にてお知らせいたします。下記のURLまたはQRコードをご利用ください。

http://www.nagasueshoten.co.jp/extra.html

歯科衛生士講座 障害者歯科学 第3版 ISBN 978-4-8160-1403-1

© 2014. 3. 20 第1版 第1刷	編集主幹	柿木保明　野本たかと　梶 美奈子
2019. 3. 28 第2版 第1刷	発行者	永末英樹
2022. 2. 21 第3版 第1刷	印刷所	株式会社サンエムカラー
	製本所	新生製本株式会社

発行所　株式会社　永末書店

〒602-8446　京都市上京区五辻通大宮西入五辻町69-2
（本社）電話 075-415-7280　FAX 075-415-7290　　（東京店）電話 03-3812-7180　FAX 03-3812-7181
永末書店 ホームページ　https://www.nagasueshoten.co.jp